心理健康"处方"

王　强　主编

U0229681

上海科学普及出版社

上海市浦东新区
公共精神卫生特色学科建设
（PWYgts2021-01）

本书编委会

名誉主编：赵旭东　胡承平

主　　编：王　强

副 主 编：孙喜蓉　诸秉根　王　玲

编　　委：（按拼音首字母顺序排列）

陈发展　程小燕　高利民　葛聪聪　葛　艳

胡满基　刘　飞　刘革亚　刘　亮　陆　伟

闵　婕　秦虹云　秦　瑀　师典红　孙一颖

童　捷　杨　屹　詹　婷　张　雷　张婷婷

张喜燕　赵　楠　赵蕴晗　周　芳　朱明环

庄红平

图书在版编目（ＣＩＰ）数据

心理健康"处方"/ 王强主编. —上海:上海科学
普及出版社，2022.9
　　ISBN 978-7-5427-8279-3

　　Ⅰ．①心… Ⅱ．①王… Ⅲ.①心理健康－普及
读物 Ⅳ．①R395.6-49

中国版本图书馆 CIP 数据核字(2022)第 151003 号

责任编辑　　吴隆庆

心理健康"处方"
王　强　主编
上海科学普及出版社出版发行
（上海中山北路 832 号　　邮政编码　200070）

http://www.pspsh.com

各地新华书店经销　　　上海双宁印刷有限公司印刷
开本 787×1092　　1/32　　印张 8.625　字数 190 千字
2022 年 9 月第 1 版　　2022 年 9 月第 1 次印刷

ISBN　978-7-5427-8279-3　　定价：68.00 元

　　2016 年，习近平总书记在全国卫生与健康大会上发表重要讲话，强调："没有全民健康，就没有全面小康。"为落实贯彻总书记讲话要求，落实《"健康中国 2030"规划纲要》文件，2017 年，22 部门联合印发《关于加强心理健康服务的指导意见》，是我国首个加强心理健康服务的宏观性指导意见。2018 年，《全国社会心理服务体系建设试点工作方案》的出台预示着两方面的重要变化：一方面，国家将通过试点进一步落实专业化的心理服务体系的建设工作；另一方面，该方案肯定了公民的心理健康与提升现代化的社会治理水平、培育良好的社会心态密切相关。

　　现代化社会的经济发展、科技进步带动了社会的前行，也催促着个体的生活脚步，近几年，焦虑、抑郁等逐渐成了新的"流行语"，大众的心理服务需求也不断攀升。同时，我国的精神医学相对于其他医学领域，起步较晚，公众对于精神障碍、心理失调及相应的治疗了解不足，歧视与病耻感仍是限制人们主动寻求专业帮助的核心因素之一。许多人因此错过了最佳的治疗时机；或未能遵从专业建议，坚持接受规范的、足量的治疗而致使效果不佳。因此，普及精神卫生和心理健康知识就尤为关键，科普的根本目标在于每个人都可以从科普中获得专属的启发——学会心理调适的方法与技巧、尽早识别周围人与自身的心理亚健康的状态、知晓获取不同类别治疗与服务的途径——真正实现《"健康中国行动 2030"》所提出的："每个人都是自己健康的第一责任人。"

　　本书就是希望延续这种最根本、最经济、最有效的方式，通过提高全民的心理健康素养，让人人都学会为自己谋求"心理健康"的福祉。在此，特别鸣谢上海市浦东新区卫生健康委员会公共精神卫生特色学科、上海市浦东新区医学会精神医学专业委员会的大力支持，感谢上海市浦东新区精神卫生中心、同济大学附属精神卫生中心所有编委们的辛勤付出。同时，向关注并携手致力于医学科普事业发展的上海科学普及出版社表示衷心的感谢。

赵旭东

上海市浦东新区精神卫生中心暨

同济大学附属精神卫生中心院长，主任医师

同济大学医学院/人文学院教授，博士生导师

健康中国行动专家咨询委员会委员

国家卫健委精神卫生与心理健康专家委员会委员

2022 年 3 月

在很多人看来，情绪压抑、焦虑紧张、悲观抑郁不算病。但实际上，世界卫生组织曾指出，健康不仅是没有病和不虚弱，而是身体、心理、社会三方面的完满状态。心理不健康，同样是一种疾病！精神疾病的病因是非常复杂的，遗传因素、代谢或内分泌因素、个性、心理社会因素等均可导致精神疾病。或有发生性格改变；或有出现神经系统病症；或有情感改变；或有行为改变。

2021 年 9 月，浦东新区精神卫生中心，又名浦东新区心理咨询中心，在浦东新区人民政府、浦东新区卫生健康委和同济大学的大力支持下，正式成为同济大学附属精神卫生中心，医院的发展迈上了新台阶。目前，本中心设有普通精神科、心境障碍科、老年精神科、儿少精神科、临床心理科、内科（老年病专业）、中医科、睡眠障碍科、公共精神卫生科、临床检验科、医学影像科等临床科室，是一家集精神医学临床医疗、心理咨询、社区防治康复和科教研为一体的二级甲等精神专科医院。尤其是在治疗焦虑、抑郁，老年痴呆及青少年网瘾、厌学、失眠障碍等方面，具有特长和优势。

为促进医院发展，传播精神卫生健康理念，推进大众心理健康科普宣传，2020 年 5 月至 2021 年 7 月，上海市浦东新区精神卫生中心与浦东融媒体共同推出"浦心堂"心理健康公益科普讲堂 52 期，为广大市民带来心理健康与精神卫生的一场又一场的精彩宣讲。

"浦心堂"所有讲师，来自浦东精卫一线医务人员，他们凭籍仁爱医心和临床实践，为听众悉心讲解有关焦虑、抑郁，老年痴呆及青少年网瘾、厌学、失眠障碍等相关话题，为社会大众传递和普及精神卫生健康知识，播下心理健康的科普种子，惠及普罗大众！

一把来自精神卫生专业机构的心理密码钥匙，用文字打开大众的心理疑问，寻找身心健康的答案。愿您拥有健康、美好的心理，享有更加积极、幸福的生活。

胡承平

上海市浦东新区精神卫生中心

同济大学附属精神卫生中心

党总支书记、主任医师

2022 年 3 月

2015 年 10 月 29 日《中共中央关于制定国民经济和社会发展第十三个五年规划的建议》中提出"倡导健康生活方式，加强心理健康服务。"2016 年 12 月 30 日原国家卫计委等 22 个部门联合印发的《关于加强心理健康服务的指导意见》中指出：加强心理健康服务、健全社会心理服务体系是改善公众心理健康水平、促进社会心态稳定和人际和谐、提升公众幸福感的关键措施，是培养良好道德风尚、促进经济社会协调发展、培育和践行社会主义核心价值观的基本要求，是实现国家长治久安的一项源头性、基础性工作。

《"健康中国 2030"规划纲要》《健康中国行动（2019—2030 年）》《长江三角洲区域一体化发展规划纲要》《"健康上海 2030"规划纲要》《健康上海行动（2019 —2030 年）》都强调了"加强心理健康服务能力建设"。要求建立健全心理健康服务网络，完善社区、教育系统、机关企事业单位和医疗机构的心理健康服务机构及其功能。推动心理健康服务行业规范化建设，规范发展社会心理服务机构，促进心理健康服务人才的培养和使用。建立鼓励社会力量参与心理健康服务和精神障碍康复机制，发展志愿者队伍和相关社会组织。推进心理应急干预体系建设，建设集心理应急干预的指挥、干预、协作功能为一体的心理危机干预中心；开展社会心理监测、预警和干预，建立"全人群、多部门、综合化"的心理应急干预机制。广泛开展心理健康科普宣传，针对失眠、抑郁和焦虑等常见心理障碍，对青少年、职业人群、老年人、妇女等重点人群普及实用有效的心理健康知识和心理急救技能，促进市民心理和行为问题的早期识别、干预和康复。到 2022 年和 2030 年，居民心理健康素养水平分别提升到 20%和 30%。结合这契机和广大读者对心理健康知识的需求，成为我们编撰本书的动力。

通过整理"浦心堂"心理健康公益科普讲堂内容，精选热门话题，以文字的形式呈现。本书分三大部分，包括子女心理健康教育、情绪类和生活服务类。一把来自精神卫生专业机构的心理密码钥匙，一同打开大众的心理疑问，一起寻找身心健康的答案。但困于篇幅，所有问题不能一一阐述，如有疏漏之处，望广大读者海涵和斧正。

本书集结了精神和心理工作者几十年的智慧结晶，感谢上海市浦东新区医学会精神医学专业委员会的指导；感谢浦东新区公共精神卫生特色学科建设（PWYgts2021—01）和浦东新区科技发展基金事业单位民生科研专项课题（PKJ2021—Y78）的大力支持；感谢上海市浦东新区精神卫生中心·同济大学附属精神卫生中心、上海市浦东新区疾病预防控制精神卫生分中心的同仁们的不懈努力，感谢本书所有的编委们认真细致的编撰工作；感谢上海市浦东新区精神卫生中心·同济大学附属精神卫生中心赵旭东教授、胡承平教授的指导。我衷心期待通过本书的科普，能让读者了解精神卫生和心理健康相关知识，成为大众心理调适的自助指南。

王 强

上海市浦东新区精神卫生中心

同济大学附属精神卫生中心

上海市浦东新区疾病预防控制精神卫生分中心

副院长　副主任医师

上海市浦东新区医学会精神医学专业委员会委员

2022 年 3 月

Contents / 目 录

第一部分

子女心理健康教育

孩子不良行为背后的心理意义

随着社会的发展，儿童青少年的心理问题越来越引发关注，这些心理问题严重影响了孩子的健康成长。应对孩子的不良行为，首要是读懂和理解孩子不良行为背后的诉求和心理意义。

一、如何理解"孩子的不良行为"

主持人：什么是孩子的不良行为？如何来界定？

陈发展：界定孩子的不良行为，家长或者老师需要了解孩子成长过程中的基本规律，孩子的行为与其年龄阶段相适应。如与年龄阶段相适应的一些行为表现，不能够有效地承担当下所承担的社会功能和自我发展的需要，并引起了成长的问题，或者自我感觉的痛苦，或周围人感觉非常痛苦，这些行为称之为偏差行为，或者叫不良行为。

如果在相应的年龄阶段，没有办法为自己的需要去做出力所能及的反应，将来在社会上或者成长过程当中遇到很多的挫折，孩子就没有办法应对，可能就永远只会做一个等着父母去保护、永远长不大的小孩。

主持人：有句话说父母给孩子装上什么样的硬件，孩子就会拥有怎么样的内核？

陈发展：孩子在家庭中的成长，有个专业术语"内化"，像刚才说的"内核"，内化的过程其实是父母和孩子的互动过程，也就是俗称的"教育的过程"。父母怎样对待孩子，孩子将来就可能发展为父母期待的样子。如果在七八岁或者年龄更大，还依然把他当作一个更小的孩子来照顾，超过实际年龄的需要时，这个孩子就慢慢被内化成一个弱者，一个无能的人。他内在就无法长大，无法适应与其年龄相匹配的社会期待，未来进入社会，就会非常困难，甚至可能会出现一些严重的精神障碍。

主持人：无原则的溺爱，看起来是爱孩子，这对孩子其实是一种伤害。

陈发展：的确，如果孩子在父母的过分保护下成长，走到家庭之外时，会感觉每个人都应该像父母一样对待他，对社会就有一个比较高的、理想化的期待。但是这个理想化的期待在处处碰壁后，可能会滋生出一些仇恨、不满，对社会产生一些抱怨。家庭的教育对孩子的成长，对孩子不良行为的纠正至关重要。

二、孩子不良行为背后的心理诉求

主持人：孩子不良行为的背后，到底是反映出一种怎么样的需求？

陈发展：在孩子还无法用足够的语言和思维能力表达自己行为背后的需要和诉求，他们会本能地用哭闹来表达。哭闹，其实从专业术语来讲就是把需要扩大化或者叫夸张化,这是孩子常用的一个手段。如父母无法忍受哭闹，常会把孩子哭闹背后的心理需求夸大，去满足孩子的需要，这个理解是必要的。但是父母也要去看待孩子背后诉求的合理性，当下是否有超出家庭的需要或者是期待。

主持人：现在很多父母讲"共情"，而以前很多父母会采取简单粗暴的方式。

陈发展：过度的纵容，或者过度的严厉，其实都不太可取，这两种方式在心理学上讲都是"界限不清"。过度的纵容，过度体会孩子的感受，满足孩子的需求，导致孩子没有界限，无法独立，为自己负责。过度严厉，会让孩子觉得自己不被喜欢，孩子将来情绪表达会比较淡漠，这也是一种界限不清。从某种程度上来说，这可能与我们传统文化中强调的含蓄、内敛，与整个社会的文化背景会有关。随着社会的发展，人们更加自如表达自己情绪，这对一个人性格或者未来成长有利。但也注意把握好度，不要过犹不及。

主持人：有位专家说过，成功的家教造就成功的孩子，失败的家教造就失败的孩子，可是难道孩子不良行为的构成背后都是和家长有关吗？

陈发展：从家庭心理学来说，基本上都与家庭的关系比较密切，但也不能把所有的错误都推到家长头上。但是，孩子在外遇到困难，或者有一些不良行为，能够对他起到帮助的最大的支持系统就是家庭，所以我们一再强调"家庭要理解孩子的不良行为"，对于孩子将来不良行为的延伸或者发展过程是有非常重要的缓解作用。我也不太同意说原生家庭为孩子的一切买单，但是原生家庭确实可以更好地帮助孩子成长。

在儿童青少年心理治疗门诊中经常发现，现在的家长可能因为没有太多经验，从自身父母原先家庭中的获得的经验好像与现在社会发展有一些不同，很难适应现在孩子的发展，所以现在的父母都是和孩子一起成长。我个人建议就是父母不用太紧张，掌握好一个基本的原则，不把自己的喜怒哀乐过分堆砌到孩子的身上，一般来说孩子都可能会健康地发展。

第二就是夫妻之间的关系良好，没有太多的冲突，做到相互的包容、支持和理解，有冲突也可以及时化解。一般这样的家庭的孩子都不太会出现医学上说的一些太大的心理问题，最多有一些阶段性的、发展性的问题，都是很容易去解决。父母要安心、要自信，相信自己可以做一个合格的、还不错的、爱孩子的父母，一般来说这个孩子的问题都不会太大。

主持人：曼彻斯特大学心理学教授做过的一个著名"静止脸"实验。实验表明在母亲对孩子冷漠以对、毫无反应的这段时间里，他的孩子是出现了心跳加速、压力、激素分泌增加等一系列的生理反应。

陈发展：对，这个实验就叫 still face，就是静脸实验。其实不仅仅是母亲，身边重要的照料者，当和孩子互动的时候，如果照料者的情绪出现比较大的波动和当下的互动情景不一致的时候，年幼的孩子或者对某一方有特别依恋的这个人，都会特别紧张或恐慌，在紧张和恐慌的背后是害怕失去，这个时候他就会用一些专业术语叫依恋策略，重新建立起依恋关系，就是安全的关系。如果无法重新建立依恋关系，孩子会认为家长不再爱他，出现习得性无助，久而久之就可能形成一个比较严重的心理问题。

这个实验提醒大家，家长和孩子的互动过程中，非常重要的内涵其实是互相要有反应，如果没有反应就像静止脸，没有喜怒哀乐。父母和孩子之间哪怕会有一些情绪，只要情绪是有道理的，都是一个很好的教育方式。虽然真心鼓励或者欣赏、表扬很重要，但真实的情绪表达更重要。

当家长非常生气时，不建议采用冷处理方式，否则孩子会非常恐惧。另外有些家长带孩子出去玩，会突然消失来考验孩子的反应，孩子回头找不到家长会非常恐慌，这对孩子来说是一种创伤，不建议家长做这种实验。

主持人：如何真正了解孩子的内心诉求？

陈发展：每个孩子都有自己的内心需要，家长要学会倾听，蹲下来和孩子认真交流，了解孩子内心的真正需要。孩子的需求可能很简单，希望父母不要吵架，希望妈妈回家后不要板着脸，甚至只是希望父母单纯的陪伴。如果父母真能做到蹲下来倾听孩子背后的真正需求，就会建立比较良好的亲子关系，很多的不良行为会自动消失。

还有一种是家长学会审视自己，比如夫妻关系融洽、家庭氛围和谐。一般在这种健康快乐环境下长大的孩子，不太会有持续的不良行为。如果是偶尔的不良行为，也不用特别关注，这些行为会慢慢消失。

三、如何消除孩子的不良行为

主持人：有时候我们会认为不怕熊孩子，就怕熊孩子有个熊家长。

陈发展：著名的心理学家阿德勒把世界上有问题的小孩分为三种：第一种就叫被宠坏的孩子，第二种叫被忽略的孩子，第三种叫有残疾的孩子，也就是说如果孩子有比较大的心理问题，大概就属于这三类。一个被宠坏的孩子，没有边界，只考虑自己的感受，因为他周围是父母无尽的包容。这看起来是家长对孩子比较温暖的关爱，但是这样的孩子长大之后没有自我的边界，不知道对别人的伤害是什么。同样如果没有意识到对别人的伤害，那就没有办法去保护自己，他将来的人生路将会非常困难。因此孩子在小的时候需要随着年龄的不同，树立一定的边界，建立一定的规则。

主持人：《人民日报》曾总结过一份"不合格父母行为自查表"，其中第三点提到"过分注意孩子"，为什么不能过分注意呢？

陈发展：对孩子的过分注意，背后可能包含着父母内心的焦虑和不安。对孩子的关注，要掌握一个度，随着年龄的不同，关注度会不同。新出生的孩子，没有生存的能力，需要 24 小时关注；而到了三岁以后，就需要树立一定的规则，让孩子慢慢学会一些简单的独立，尝试与年龄相应的事情。过分关注孩子，背后体现的是父母的恐惧和焦虑，而这种不安全感会传递给孩子，让孩子没有办法完全独立成长，会遇到各种困难。

主持人：第五条"允许孩子懒散"，我觉得现在孩子已经很辛苦了，为什么不能够让他在有限的时间里稍微懒散一下？

陈发展：这是很多家长在门诊或者心理咨询时候提到的。家长认为孩子作业拖拉、太懒。害怕孩子停下来，没有规则或者规矩。但是往往这种没有规则和没有规矩是父母建立的，偶尔的一些所谓的懒散可能是孩子休闲的时光，其实从某种角度来看，是孩子在做自己想做的事情，只是被父母定义为懒散，家长应站在孩子的角度多去理解。

主持人：有的家长是完全不允许孩子懒散，认为是在浪费时间。

陈发展：这就涉及孩子行为背后的一些诉求或者意义。孩子最基本的诉求或者是心理意义，就是需要被认真对待、被关注，希望得到家长认可、理解，如果这些能够得到，孩子的其他的不良行为就不太会出现。

如果没有得到足够的关注，孩子会认为自己的事情自己无法做主，在家庭中的权利失衡，一切要听从父母指挥，这是一个僵化的家庭。在这样家庭中，孩子如果衍生出一些不良的行为，往往背后的心理需要是一种权利的争夺或者叫获得权利，孩子希望自己的事情自己可以做主。在不考虑孩子感受情况下，设立的所有规则大概都是无效的。孩子有可能表面变成了一个听话的孩子，内心到青春期或者有独立意识时，会采用更加激烈的方式来反抗。孩子的需求其实很简单，只是希望被温柔以待。

主持人：有些父母，可能社会评价为"成功人士"，他们认为家庭中的每个人都应该自律和努力，看到孩子的一点缺点，就会无情指出。这样家庭的孩子，可能就少了一点被父母温柔以待的机会。

陈发展：每个家庭都有它的期待，家庭中的每个人的个性会有所不同。在家庭慢慢推进过程中塑造了家庭的个性，如孩子成长的过程中的价值观、人生观。孩子出现了一些和父母的期待不一致的一些行为表现，父母可以指出，但在指出过程中，不要没有亲子沟通，只有批评和指责。让孩子感受到，无论任何时候，父母爱的是孩子本人，而不是因为外在的因素。

一个人得以成长和发展，不是缺陷的地方得到改善，或者改正了之后得到更大的发展，一定是孩子优秀的地方、长处和资源得到更大的发展。如果希望孩子将来发展得更好，我们的建议是家长要更多的关注孩子的优势、长处和感兴趣的地方，可能更有利于孩子的一些成长。

主持人：有一句话说，一个行为不当的孩子是一个丧失信心的孩子，他的背后往往是一个丧失信心的家庭，是这样吗？

陈发展：在父母的管教过程中，正面鼓励是必要的，但这种鼓励要建立在孩子的能力基础之上。如果符合孩子的实际情况，适当地鼓励对孩子的自信有所帮助。但是如果已超过孩子的能力，而家长没有注意孩子在面临将来目标可能失败背后的恐惧和不安，孩子会就会特别紧张和恐慌。

有句话是"你永远无法叫醒一个装睡的人"，就是当我们自己真正想做的时候，可能动力会更大一些。所以在孩子尤其在 6 岁以前，鼓励家长去培养孩子的兴趣，发现孩子的兴趣，而不是强迫孩子去做一些家长认为对的事情。站在孩子的角度去思考，可能会更有利于孩子的成长。

四、"三岁看老"有道理吗

主持人：无论父母之间发生了什么样矛盾，孩子都不应该成为父母情绪的垃圾桶。

陈发展：我们临床中也会经常遇到这样的案列，父母一方反复出现一些低落或者负面情绪，并把这些情绪毫无保留传递给家庭中的孩子，这对孩子来说是很大的伤害，我们主张父母之间的这些不良情绪最好是在成年人之间化解。如果把夫妻之间的这些冲突告诉孩子，孩子就会无意当中会承接了父母之间的冲突，也意味着父母之间两个人的冲突就变成了三个人甚至全家人的问题。孩子天生有对父母的依恋和忠诚，会想去保护或者去理解受到伤害的父或母，去照顾别人的感受，压抑掉很多内心的一些需要或者是情感的满足，长此以往，会出现抑郁倾向。

主持人：《三字经》所讲"人之初，性本善"，而有些罪犯，他们父母都是好人，家教应该没有问题，为什么他们会变成这样子呢？

陈发展：这个问题非常有意思，我们也特别坚信每一个孩子都是趋利避害的，都是向善或者是想要更好地去发展自己。每个人都有自我发展的潜能，我们要坚定不移的去相信他，对于孩子的成长是非常有利的。但是孩子为什么会变坏？我一般不太给一个12岁以下的孩子的行为定义好或坏。以进化论中的适应性行为发展的过程来讲，孩子在成长过程中，在基因或者是神经系统还没有完全发育成熟的情况下，应对社会的压力的时候，会有一些慌乱或不知所措，这时候才需要父母，才需要教育，才需要社会的一些保护系统来更好的去陪伴他的一些成长。

主持人：也就是说您对"三岁看到老"，其实还是持一些怀疑的态度？

陈发展：我一般不用三岁看到孩子坏的老，而是看到好的老，孩子一定会有自己在年龄阶段习得的，对将来有预测作用的一些优势或者是资源。每个人背后会有不同行为的心理感受，但是行为是可以通过环境塑造的。任何行为坚持一个基本原则就是我不伤害别人，不伤害自己。如果这些行为塑造过程中出现了所谓的问题，与他所在的成长环境有非常大的关系。

主持人：与孩子商量沟通，他们会不会觉得有些事情自己已经很努力了，但还是得不到家长的认可，要做出一些事情，得到家长的关注。

陈发展：我们提到的不良行为的第一种内心的需要，得到关注，得到理解，得到家长的认可。刚才也提到第二种的心理需要和需求，就是获取权利，能为自己做主。第三种比较严重，就是报复行为。不被理解，割伤自己仍无法得到关注，自己的事情无法做主，孩子可能会出现更为严重的不良行为。这种不良行为背后的假设是：我无法得到关注和认同，也让你们得不到你们想要的。你们不是希望我好好学习吗？那我就不学习。你们不是希望有一个健康快乐的孩子么？我就让自己不快乐。

如果到这种程度，父母还是没有意识到，持续给孩子施加压力，孩子只会选择最后一种比较极端的方式：自暴自弃。这种不良行为背后终极的心理诉求就是无论自己如何做，都无法得到家长的爱，只能伤害自己，甚至出现违法犯罪。其实孩子的诉求很简单，就是希望被认真对待一回，被好好爱一回。

结束语：教育本身就是一场春风化雨的过程。拥有健康的身心，积极乐观的生活态度，这是每位家长对孩子的期望。在教育孩子之前，父母首先需要学会聆听孩子的心声，读懂和回应孩子行为和情绪背后所表达的心理诉求，创造良好的氛围，营造和谐的亲子关系，为孩子的身心健康，保驾护航。

作者介绍

▶ **陈发展**（科教科 副主任医师）

中国心理学会注册心理师、首届同济—弗莱堡大学心身医学与心理治疗硕士项目学员，中德系统家庭治疗高级项目学员和助教，曾在德国弗莱堡大学和海德堡大学访问学习。

社会学术兼职：中国医师协会精神科医师分会青年委员、中国心理卫生协会性心理专业委员会委员、中国心理卫生协会心理咨询与治疗专业委员会委员和家庭治疗学组委员、《临床精神医学杂志》第六届编委会青年委员、中国心身医学学院讲师等。

专业方向：心身医学与心理治疗，擅长青少年情绪行为问题的家庭治疗。

让我们一起来认识"多动症"

面对整天上蹿下跳、一刻不停闲的淘气宝宝，不少的家长会疑虑，我家的孩子只是单纯的好动吗？是不是多动症呢？

一、如何理解多动症

主持人：什么是多动症？

陆伟："多动症"其实是为了便于交流的一种俗称，不是一个非常准确的医学上的称呼，医学上的学名为"注意缺陷多动障碍"，在国际上简称 ADHD。美国精神医学会对 ADHD 的定义：在发育过程中出现和年龄不匹配的注意力不集中和（或）多动、冲动的行为，并且这些行为持续时间长，程度严重，显著影响了儿童日常生活。这里面注意几点：1. 持续时间长：这些行为对孩子的日常生活造成长期影响。一般诊断的时候，医生认为至少要六个月以上。如果他只是略微有一点走神，或者是性格活跃，偶尔给生活造成一些小麻烦，但是没有严重的影响他的日常活动，这个可以不考虑是 ADHD；2. 程度严重：显著影响儿童日常生活"社会功能的损伤"也是重要的判断依据。症状要严重到显著影响生活。

主持人：多动症一般在哪个年龄段容易发生？

陆伟：一般来讲，诊断 ADHD 要看儿童的年龄段，很多是从学龄前就已经有症状，多数的发病集中在 6~12 岁。

主持人：6 岁之前是不是就不能够比较清楚地界定是不是多动症？

陆伟：6 岁前的儿童，因为还太小，即使是医生，可能也很难去把握什么是正常行为，什么是 ADHD？因为正常儿童也可能也会有多动、冲动的表现，不是只有 ADHD 的儿童才会有。按照 DSM-IV 的诊断标准，这也是精神疾病诊断和统计手册里诊断 ADHD 的一个重要指标。不管是注意力不集中还是过度活跃和冲动，更重要的是在幼儿园的集体生活，能否正常地和其他儿童一起上课、爱冲动、易同其他儿童发生冲突等。如果存在这些问题，也说明儿童的社会功能的损伤非常明显了。这里提醒爸爸妈妈，如果发现自己学龄前的孩子出现类似的问题，不要讳疾忌医，不要拖延，尽快带孩子去医院检查评估一下。有经验的医生一般不会直接下诊断，只是疑似出现了一些早期症状。这种情况下，家长也不需要害怕，正视问题，行动起来，对孩子进行行为干预或者行为治疗。其实任何问题都需要早发现、早治疗，从而早痊愈。

主持人：对于学龄前儿童不能轻易界定为多动症，只是疑似注意力障碍。那么如何来区分注意力障碍和单纯的多动、冲动、好动、淘气呢？

陆伟：网上有一些资料称 ADHD 就是做任何事情都不能专心，举例说如果看电视能够专心，就说明不是多动症。这些观点都是错误的，类似这样的信息在网上很多，对很多家长都造成了困扰。儿童的注意力，分成主动注意和被动注意。被动注意是不需要特别调用自己的心力，对外界刺激会做出反应，如被突然发出的声音所吸引而去关注。而主动注意是需要调用自己的大脑集中精力去主动的注意，如在学习、看书或者听课时候，需要集中精力去听老师讲解，理解学习内容。ADHD 的孩子在看电视或者是打游戏时其实是一种被动注意。虽然儿童看动画片好像一直在一件事情上做了很久，但是其实动画片的画面一直在不停变换，声光色效刺激强度非常高。儿童看动画片看着很专心，其实是"心"被"专"了，被动画片专了。打游戏亦如此，很多游戏依照符合大脑需求设计，比如及时的反馈、奖赏系统等，这些刺激使儿童大脑皮质处于较强的兴奋状态。在这些活动当中，其实 ADHD 的儿童和正常的儿童没有什么差别。但是在学习的时候，当面对一些枯燥的、需要调动更多注意力的时候，ADHD 孩子就明显不同。正常的孩子大部分时间能够按要求完成作业，可是 ADHD 的孩子就会非常磨蹭、拖拉、效率低下，这就是因为他们调动主动注意的能力不足。所以，ADHD 儿童不是没有注意力，而是不能调控和分配自己的注意力，特别是在相对枯燥的任务中。因此，不能以孩子看电视打游戏的注意时间，或者从事自己喜欢的事情的时长来判断孩子是否具有注意缺陷障碍。

主持人：多动症和遗传有关系吗？

陆伟：和遗传有一定的关系，但并不是绝对的，父母或者父母一方，甚至是祖辈如曾被诊断过为多动症，孩子患多动症的概率可能相对会高一点，但并不是绝对的。

主持人：说到多动症，很多人也会联想到感统失调，感统失调的孩子可能会出现同手同脚情况吗？

陆伟：感统失调是指外部的感觉刺激信号无法在儿童的大脑神经系统进行有效的组合，而使机体不能和谐地运作，这意味着儿童的大脑对身体各器官失去了控制和组合的能力，这将会在不同程度上削弱人的认知能力与适应能力，造成了身体协调性相对差些。

主持人：多动症和学习障碍之间又是一个怎么样的关系？

陆伟：很多ADHD孩子的父母都感觉到孩子学习方面比较吃力和困难，也可能会怀疑自己的孩子有"学习障碍"。什么是"学习障碍"呢？就是说这个孩子的智力正常，但是他的学习成绩却总是很落后。他可能是在听、说、读、写、推理或者数学等方面表现出了显著的困难，有的是阅读障碍，有的是写作障碍，还有的是数学障碍，等等。ADHD主要是自我控制能力的落后，而学习障碍是听说读写能力的落后。它们不是一回事，尽管它们之间常常是"共病"的关系。两者之间的关系有点像是两个圈，中间有交集和重合的部分。共患有学习障碍和ADHD的人到底有多少呢？不同的研究结果差异还是非常大的。最低的18%，最高的60%。可能是因为不同的研究对于怎么才算学习障碍，标准还是有一些差异。现在比较平均的一个说法是，大概有1/3的ADHD的孩子共患学习障碍。

主持人：而在这样的儿童中，说不定他们长大后在某个领域会非常优秀。

陆伟：就像我们知道的世界游泳名将菲尔普斯，世人皆知的科学家爱因斯坦，他们小时候可能都有ADHD的情况，但是他们都是非常优秀的那些人。

主持人：多动症的孩子，他们的大脑和一般普通人大脑有什么不一样吗？

陆伟：近年来有很多研究表明，注意缺陷多动障碍的孩子大脑的前额叶不够活跃。前额叶是什么？它承担了什么功能呢？我们可以简单地举个例子，把它比喻成是大脑的一个司令官，或者说是一个总导演。它来负责协调和执行大脑的各个部位之间的活动，比如持续的注意力、自我控制、对于未来的计划，等等。前额叶足够兴奋的时候，儿童就可以不被外界的事情干扰，专注地学习或者集中精力做一件事情。如果这个区域没有被充分的激活，那这个孩子就会表现出多动、冲动，注意力不集中等问题。这些年来，神经影像学的技术发展得比较好。所以现在的科研人员可以通过大脑的成像来对比正常的孩子和 ADHD 的孩子，看看他们的大脑到底有什么不同？有一些研究发现，ADHD 的孩子，他们大脑的前额叶、基底神经节，以及胼胝体在形态上和正常的对照组都是不一样的，这些部位的血流量和葡萄糖的代谢也比正常的人群要低。那么很可能就是总司令官和下属部队之间的联系通路发生了某些改变，让它不能正常的将命令上行下达。还有一些研究是来自于神经生物学的，有一部分科学家就认为是大脑的一些神经递质分泌不足导致 ADHD 的症状。

二、多动症的诊断和治疗

主持人：患了多动症，可以采取什么治疗？

陆伟：一线治疗就是治疗指南中，提倡药物治疗和行为治疗。

主持人：什么是行为治疗？和教育有关系吗？

陆伟：行为治疗一般包括三方面：

1. 家长培训　帮助家长更好地了解 ADHD，学习恰当的管理孩子 ADHD 行为的方法；

2. 儿童培训　帮助孩子发展出相应的社交、学习、问题解决等技能以应对 ADHD 带来的困难和麻烦；

3．学校干预　帮助老师理解 ADHD 儿童的需求，以及恰当的管理 ADHD 儿童在教室内行为的方法。

这三方面需要相结合的，而且一般来讲，学校老师往往会更容易察觉儿童的问题，因为父母可能面对自己孩子的时候是一对一的，无法同其他孩子进行比较，不怎么容易发现异常。

主持人： 行为治疗是如何开展的？

陆伟： 行为治疗包括三个方面：家长培训、儿童培训、学校干预，通过改变孩子的环境来改变儿童的行为。现阶段在我国，学校对 ADHD 的了解以及特教资源的配给还不能达到预期。儿童比较小的时候，在没有父母帮助的情况下也很难改变自己的行为。因此，针对 ADHD 儿童，由父母来提供行为治疗是最为有效的。最为推荐的是专注于训练父母的行为治疗。父母培训课程一般为8~12周，通常是由治疗师或者是经过培训取得证书的指导人员，针对个人或者是小组来讲课。每周一个主题，家长可以对课程内容进行反馈、提问，也可以接受帮助和建议，小组里家长之间也能互相分享交流。这种培训的目标就是要让父母成为自己孩子的第一个治疗师。教会父母，孩子的哪些行为需要被鼓励和强化，哪些行为需要主动忽略，然后我们要知道怎么样在家庭中设置一些规则。然后鼓励和强化，比如说孩子哪怕做了有一点点的进步，我们都要毫不吝啬表扬他。

主持人： 您刚才讲到还有一种药物治疗，药物治疗会不会对孩子有不良影响？

陆伟： 在对多动症的治疗中，药物治疗是放在第一位的。接受药物治疗的 ADHD 儿童可能会出现某些不良影响。哌甲酯治疗最常可能出现的不良影响是：食欲下降、体重减轻、睡眠问题、头痛，肚子痛和易激惹。托莫西汀最常可能出现的不良影响是：恶心，食欲下降和体重减轻。小部分孩子可能在服药后会觉得白天犯困或者易激惹。总体而言，不良影响通常是比较轻微且不具备危险性的，随着药物的坚持使用能逐渐消退的，或者经过医生调整治疗方法后是能够被缓解的。

主持人：这时候家长可能要考虑一下，是药物的不良影响引起的不适对孩子危害大，还是听任多动症的发展，对孩子未来产生更大的危害。

陆伟：我们知道，任何的药物都有可能会有或大或小的不良影响。治疗多动症的药物对儿童的食欲和睡眠有影响，而这些不良影响在开始的 1~2 个月比较明显。时间久了，就会缓解。如药物"专注达"从 1937 年使用到现在，已经 80 多年的临床应用。很多患者服用这些药物多年未发现长期的不良影响。因此，可以放心使用。

主持人：多动症通过治疗会痊愈吗？还是其实只能够控制在一定的范围内？

陆伟：首先，"治愈"这个概念不同人有不同看法。ADHD 诊断，不像生化，血象、脑电图或者其他项目具有明确的数据指标，只能通过孩子的各种表现对"社会功能"的损伤来进行诊断。举例来说，就是影响上课、学习、与人交往，等等，并且这种影响非常严重。这也是为什么多动症诊断时都会让家长来做量表的原因。虽然这些多少都带有主观成分，但如果结合父母、教师的多方评测，再加上有经验的医生的观察，就可以确诊治疗。而治疗可以有药物治疗和行为治疗两种方式。

主持人：儿童患有多动症，如果不进行干预，在孩子成长发育过程中，是可以逐渐消失的吗？

陆伟：在 ADHD 的儿童中，只有大概三分之一的孩子进入青春期后症状会自然缓解，还有约三分之一的孩子在进入成年期后症状会自然缓解，但仍有三分之一的 ADHD 症状会一直持续到成人期。注意，这里说的是"症状"缓解，也就是表面看上去，这个大孩子或者大人坐得住了，不乱跑了，也能勉强按时完成布置给他的任务，但是他的认知功能，与同等智力水平的人相比是受损的。例如缺乏行为自控力，情绪的调节管理能力欠佳，缺乏组织条理性，时间观念比较薄弱，等等。在所有的成人中，约有 4%的人遭受着 ADHD 带来的问题的影响。很多家长会觉得，在成人中很少遇见这类情况。可能的原因是，遭受注意力缺陷问题的成人，将来择业时会倾向于选择对注意力要求低的工作，避免注意力问题给自己的工作带来麻烦。还有个可能的原因是，ADHD 的一个显著特点是，自控力较差，因此其中一部分成人很容易出现违法犯罪行为，或者出现意外危险伤害，导致进入监狱或成年早亡现象。

ADHD 症状带来的问题，严重者甚至会造成了物质滥用，有抑郁情绪，社会交往问题，甚至会严重影响其就业，就是说伴随他一生，即使到了成年，这些情况还是存在的。如不够自信、抑郁等。

主持人：刚才我们提到菲尔普斯、爱因斯坦小时候都患有多动症，而他们后期的成功是不是同家庭教育有很大关系，如家庭的重视，父母的用心，还有可能他们的症状早期得到控制，或者说可能比较轻微。

陆伟：有关系，如果说一个家庭非常和睦，另一个家庭经常争吵，可想而知，肯定是争吵的家庭对小朋友的影响比较大，所以说我们很多家长们想要有一个阳光宝贝的话，关键是父母你们到底能够为孩子营造一个什么样的家庭？你们到底能够为孩子带来些什么，这是非常重要的。

三、面对多动症孩子，需要多放合作

主持人：刚才您讲的行为治疗中提到父母也要接受培训。听众吴先生提问，家长培训是否收费？

陆伟：培训是有专门的课程，治疗师会以小组形式，展开系统培训。因此有一定的、合理的费用。不过这个费用可以进医保，大家不用太担心。

主持人：听友马女士提问，是否有多动、冲动多种混合在一起的？

陆伟：ADHD 的核心症状有两种：一种是注意力不集中，一种是多动、冲动行为。这其实就是 ADHD 的三种类型：

1. 注意障碍为主型：该型以注意障碍不伴多动为主，主要表现为懒散、困惑、迷惘、动力不足，伴较多焦虑、抑郁，有较多的学习问题，而较少伴品行问题。

2. 多动/冲动为主型：常见于学龄前和小学低年级儿童，以活动过度为主要表现，一般无学业问题，合并品行障碍和对立违抗性障碍较多。临床上这一类型较少。

3. 混合型：这一类型活动水平、冲动、注意力、学业及认知功能损害最严重，代表了最常见的 ADHD 概念，合并对立违抗障碍（ODD）、品行障碍（CD）、焦虑抑郁障碍均高，社会功能损害重，预后差。临床上这一类型最多见。

主持人：听友柳先生问，多动症的孩子是否可以吃安眠药，吃了后就不多动了？

陆伟：一般情况下是不建议对多动症的孩子使用安眠药一类的药物，睡眠问题是多动症的一个临床症状，但它并不是多动症的主要症状。治疗多动症有专门的药物，一定要遵医嘱。

主持人：有听友问，是不是男孩子多动多一些，女孩注意力缺陷多些，是这样子吗？

陆伟：并不是这么说的。总的来说男女的比例，具有关统计，总的来说是男生相对多一些，患多动症的也就相对多一点。

主持人：有听友问，我的孩子得了多动症，到底应不应该告诉老师？

陆伟：在多动症儿童的行为治疗中，需要家长、儿童、学校三方合作。儿童在学校的时长基本占了一天当中的1/3，如果不告诉老师，不知情的老师对孩子的一些评判标准评定可能会影响到孩子的心理状况，容易导致孩子产生一些共病、焦虑的情况。

主持人：有听友问，患者要不要做脑电图？要不要做 CT，要不要做磁共振？

陆伟：一般情况下，如果患者没有严重的器质性的症状的话，我们常规会让患者做一个脑电图的检查，这是有必要的，其他的像 CT、核磁共振一般不做。

主持人：多动症的孩子是否有运动禁忌？

陆伟：没有运动禁忌，我们反而要鼓励孩子去做一些运动，因为有些小朋友感统协调能力不好，只有在参加更多的体育运动，来帮助恢复感统协调。同时，我们还建议和希望他们做一些大运动，比如说是篮球、足球这些运动。

主持人：民间有个说法：这个孩子他可能需要"放电"，让他累了，然后他才能够安静下来，这个说法有道理吗？

陆伟：应该说不是非常合理，我们只是让他能够有更充分的时间去运动。现在儿童太缺乏运动，缺乏锻炼，一天的学习几个小时，回到家之后就是写作业，写完作业之后还有不同的补习班，或者有其他一些兴趣班的学习，每天穿梭在学习中，缺少运动。如果整天只是沉浸作业、学习中，孩子容易产生负面情绪。多运动，能够让儿童分泌旺盛的多巴胺，也就不会造成抑郁，对儿童心理健康，良好人格的养成也会非常有利。

结束语：给孩子们多一份的理解和耐心，通过有效的干预，尽早重建孩子的社会功能，用爱的陪伴让他提高的自信心，逐渐掌握自我管理能力，更好地自我评价，学会和自己的特质共存，以后的人生路还是充满阳光的。

作者介绍

▶ **陆伟**（精神科一病区　主治医师）

国家二级心理咨询师、国家级司法精神鉴定师。

有丰富的临床经验，擅长儿童注意缺陷多动障碍及共患心理问题/精神障碍，情绪相关问题和障碍。

如何"事半功倍"地养娃

父母的抱怨，孩子的叛逆，总感觉父母和孩子的沟通不在一个频道上。如何来帮助父母识别不仅无用，且可能起反效果的养娃方式，借助孩子的力量成就孩子，"事半功倍"地养娃呢？

一、为什么父母与孩子的想法总是背道而驰

主持人：昨天晚上我看到的一条抖音，小朋友饭后不写作业，妈妈说一把屎一把尿把他养大不容易。结果孩子听了后在地上翻滚，不停哭闹，因为他理解的部分是妈妈可能用屎和尿把他给喂大。会不会有的时候孩子们不怎么愿意去执行父母的一些比如说命令，是因为可能他理解错了，会不会是他和我们的想法背道而驰了？

葛聪聪：有可能，因为理解错误导致的背道而驰是经常发生的，我们说误解其实是沟通的常态，每时每刻都在发生着误解，不误解的情况其实才是偶然发生的。不过我今天要讲的主要不是这个，我要讲的是在对话内容上，父母和孩子之间的理解是一致的，或者说恰恰是因为这个一致，使得父母和孩子在同一个频道上互相对抗，我想让你往东去，孩子偏往西去，这样对抗的力量是最大的。我要讲的内容主要是希望大家对为什么父母说话孩子不听，以及父母可

以怎么做，才能借助孩子本身的一些力量来帮助孩子成长，在这些方面多一点思路。再回头说，为什么孩子的行为常常会和我们大人的想法背道而驰？先看这个问题背后的期待，就是我们大人觉得好像自己一旦说出一个想法，就是我叫你干嘛，比如说我对孩子说你快去洗澡，你快做作业，他就应该听我的，他就应该马上去洗澡。但实际来看，其实他们不一定会听我们的话，他可能就是要磨磨蹭蹭，东摸摸西摸摸，玩会手机看会电视，这个其实就把家长搞得非常迷惑，甚至有时候其实是蛮恼火的。所以每个人要对别人发生影响的时候，要让别人来听自己，这个事情其实我是无法控制的，他可以选择听或者不听。但其实从另外一个角度来说，我们无法控制别人，这个事也有好处，我无法控制别人，别人其实也无法控制我，就是说我们其实每个人都可以按照自己的节奏来做事情。回到刚刚抖音上面的妈妈和孩子之间互动的视频。其实妈妈说什么？对这个孩子来说，妈妈的话会怎么进入他的耳朵，他接下来会怎么去做，这个妈妈是没有掌控力的，所以父母要先认识到在控制孩子这事上面，每个人都是无力的，先承认和接纳自己的无能为力，我们后面再去讨论其他的。

主持人：母亲后来又说了，你怎么可以不听我的话，我一把屎一把尿，把你养大多么不容易，可能为人父母觉得说我那么疲惫，我那么辛苦，你却让我那么无奈，这个时候我们就很伤心，很愤怒，很抓狂。

葛聪聪：是的。从情感层面我们可以这样去理解，有的时候我们在咨询中其实也会去探讨到孩子问题背后的一些可能的动力，实际上就是在这个过程当中我们可以看到，随着孩子的成长，有的时候其实是会激活父母自己在他孩童时期的一些可能是创伤性的体验。对，就像主持人刚刚您说到的一些不太愉快的有些受伤的这些体验，所以在他们自己组建家庭的时候，他们会无意识地去重复他们自己在成长当中那些受伤的无力的体验，所以我觉得这是我们可以去理解父母的部分。作为一个人，父母也有他自己独特的成长经历，有他的局限性，所以父母不必过分苛责自己，觉得自己没有成为 60 分、80 分甚至满分的父母。同时，我觉得可以这样去理解，当我们家庭遇到问题，遇到困境的时候，这个时候也是在提醒我们整个家庭，那些伤痛非常重要，就是因为无法被遗忘，所以它现在才会再次出现到我们的生活里面，从积极的角度来理解。其实我们会说，只有当问题被重复、重现的时候，那些过去的伤痛才得以有机会被修复。所以出现问题不是坏事，而恰恰可能是发生改变的重要契机。而且，尤其对青春期的孩子来说，追求自我独立的很重要的方式就是通过和父母反着来。这个年龄段的孩子最要追求的是，我和你们是不一样的人，我是一个独特的人。但从父母的角度来看，可能叛逆是个头疼的大问题。如果有前面这样一种理解，以后孩子叛逆的时候，也许父母稍微可以放松一点。因为孩子能够叛逆，就是要和父母对着干，所以也是父母在给孩子提供一个锻炼他们独立成长能力的场所。总之，父母总想要让孩子听自己的，这样的心情是完全可以理解的，只是这样的心情非常强烈，并且付诸行动，那就容易父母孩子两败俱伤。

二、如何理解"事半功倍"养娃

主持人：咱们要借孩子的力量成就孩子，如此才能够事半功倍地养娃。有句话叫借力使力不费力，我们怎么样能够做到不费力？这事儿蛮难的。

葛聪聪：对，这个事情很难，所以需要一些巧劲，这个思路会跟我们日常在跟孩子相处过程当中的那些思路不太相同，甚至可能完全相反。说起"事半功倍，不费力养娃"，大家可能第一反应是"这怎么可能？"如果真的可以不费力，那我们辛辛苦苦带娃，这都算什么？是的，我觉得这样一个主题，容易让人误会，这个世界上存在一些轻松的养娃方式，而我不知道。那我会觉得我不是聪明的父母。不是的，今天的主题不是要否认养娃的辛苦，因为养娃是不可能不辛苦的。所以虽然我们接下来要说的是，我们会分享如何事半功倍养娃的一些方法，但一定要在开始的时候提醒大家，没有任何人有权利评价自己是不是好父母，因为没有任何其他人，能比家庭成员本身更了解家庭的处境和困难。父母在养娃中所有的劳苦用心和不容易都应该被肯定。而且任何专家也好，普通人也好，他们的个人经验都是有限的。好的，那么我们今天要做的是，希望能和大家一起去理解，为什么我们现在的生活中，孩子总是不听自己的话。你要他往东他可能偏要往西，为啥我们现在养娃那么费劲，家长孩子都被搞得非常辛苦，非常焦虑，希望大家先对这部分有一个基本的理解。有这个理解之后，我们可以再回到生活中去，看看在我们的育儿当中常常会用到哪一些，可能那些方法不仅把自己搞得特别累特别崩溃，而且可能没有用，甚至是会起到一些反面效果。所以总的来说，当大家听完今天这个访谈，再回到自己的工作生活中，当你遇到和我们今天说到的内容有关的情境时，在你的脑海里能闪过一个念头："诶，前几天听到广播里那谁谁谁讲到这个地方，他们是那样去理解和应对这样的事儿的，和我以前想的不太一样。"有这个一闪念，这就足够了。同时，我今天也非常乐意在这个过程当中，有机会的话可以跟大家来介绍一些我们临床上系统家庭治疗的一些案例。比如在这个过程当中，我们是怎么用这个系统治疗的方法来工作的，看看我们是如何对这些儿童青少年的所谓的问题行为，或者说症状行为，我们是怎么去干预的，分享一些思路和经验。

主持人：为什么我们会觉得养娃那么费劲，觉得事倍功半？

葛聪聪：其实是因为我们努力的方向反了。我们现在想象一下，有两把椅子，一把是孩子坐下来学习的椅子，一把是孩子坐下来玩游戏的椅子。如果现在父母想让孩子少玩游戏，那父母就会对孩子说，"别玩游戏了，快去学习"，父母就开始用力把孩子从玩游戏的椅子拽起来，往学习的椅子上拉。但当父母这么拽他的时候，他就会产生了一个反作用力，他会说"我不，我就要继续玩游戏"，他会因为要抵抗父母拽他的这个力量，反而更想坐在玩游戏的椅子上了。因为一个人的成长，有时候就是要通过抵抗父母，来表达我是独立的，是不受别人控制的。只是这就和我们父母想让他去学习的这个目的，背道而驰了，父母觉得力不从心，所以我们才说父母在这里用力的方向反了，那可不就事倍功半了。

三、如何"事半功倍"养娃

主持人：怎么可以做到"事半功倍"的来教育孩子？

葛聪聪：我想先说点大的，就是未来社会里，什么能力是对一个孩子最重要的？也是因为最近听到的一些专家的见解，我觉得还蛮有意思的，所以也想在这里跟大家做一个分享。我们可能已经远远低估了将来的社会和现在的差异性，未来我们的人工智能，可能会在很大程度上改变我们现在的社会，所以我们其实不知道将来会是什么样子的。但是我们可以猜到将来最需要的不是记很多知识的人，而应该是那种机器不能够取代的能力最强的人。机器不能取代的是什么能力，心理学上有一个术语，"心智化"。心智化，是指一个人他能够比较清楚地整理自己和他人内心的情感和冲突的能力。他也是一个人可以投身到社会里，能够和他人和世界建立良好相处联系的能力，这部分能力我们会说其实他是从一个人很早年的时候就开始培养的，最早的时候就是一个孩子出生之后，他会和抚养他的人，一般就是爸爸妈妈，再长大一点，可能还有老师朋友。心理学上我们认为每个人都会在成长过程中，去内化对我们来说非常重要的那些人的关系。然后这种关系体验它会投射在我和别人的相处当中。比如说一个人在他早年的时候，他的成长当中他的需求和声音经常被忽视，他的需求和声音常常不能被父母看到和满足的话，那么他自己长大之后也有比较大的可能性，会容易忽视他自己孩子的一些需求，或者是就类似这样的一些表现，他可能呈现出对孩子的需求表现得比较冷漠或者不耐烦，甚至可能是非常粗暴地去回应。我们不是说他是故意要这么做的，因为很大程度上他自己对这部分也是没有意识的，但我们可以这样去理解人与人的相处模式为什么会有不同这个事儿。所以一个人心智化的能力，是与家长如何和孩子相处，学校老师又是如何和孩子建立关系相关的，这种能力是在这些人和人相处的过程中培养起来的。心智化的能力，对一个孩子未来的人格发展和是否能发展出良好健康的人际关系来说，是至关重要的。如果有前面这样的一个假设，那就可以形成一个基本的想法或者理念，如果我们大人能学会如何和孩子相处，能够和孩子之间建立起比较良好的相处的模式，这一点其实比教给孩子哪些知识、多少知识更有益。从长远来看，它就是一个事半功倍的。当然让孩子吸收更多的知识，或者说提升成绩也很重要。

主持人：大人总推着孩子成长，有什么不好的结果吗？

葛聪聪：如果一个人总是需要靠着别人推他，他才能往前走几步，那这里面有一个风险是，一旦这个推动他的力量减弱了或者消失了，这个人他就走不动了，然后他就会开始迷茫，自己到底要往哪里走，到底想要抵达一个什么样的地方。当然，也有的家庭选择一直推着孩子走，这样孩子就会非常依赖家庭，他就离不开父母，如果家庭已经意识到自己对孩子的需要，对孩子可能会离开自己的恐惧是如此强烈，如果最终也找不到别的办法，还是选择把孩子留在家里，只要整个家庭都同意，也是可以接受。只是说，这样做是有代价的，孩子长不大，父母也离不开，家庭要知道这些代价。

主持人：父母少催孩子，那父母就会在心里担心，我要不催他就真的不做了啊，这要怎么办呢？

葛聪聪：比如说收拾房间，这个孩子他可能本来他看到自己的房间很乱的时候，他就想说我今天要不要一会自己整理一下这个房间，然后这个时候妈妈可能就过来说，你这房间太乱了，你赶快自己收拾一下，这个孩子内心里面可能本来他自己要去做的，妈妈这么一说他反而就不想去做，为什么？因为他现在去做就变成了妈妈说了之后我才去做的，我本来是自主地想要去做这个事情，你一说我反而就不想去做了。所以如果给育儿做点减法的话，比如在这些命令式的催促式的话上可以减少一点，因为这些话反而还抑制了孩子的自主性。父母会担心，这也很正常，还是那句话，没有真正正确的适合所有家庭的育儿方法。我们都只能尝试看看，感觉不好就再用回原来的方法。所以总是忍不住催孩子的父母，不妨一周里面拿一天出来试试，观察一下这一天不催孩子会发生什么。

主持人：具体父母还能怎么做呢？

葛聪聪：我们首先要做的是尊重孩子的感受、想法、困扰，和他发展出一些联结性的互动。如果他跟自己有了美好的关系，他就会和这个世界有美好的关系。我们去观察，我们的大人在家庭里面，常常是怎么打开和孩子的对话模式的？父母在家里和孩子说的最多的一句话是："快点快点，作业做了没，赶快睡觉，不要再玩手机了。"如果一个孩子说，爸爸我要做什么做什么，爸爸的反应可以总结为萨提亚的四种模式，要么爸爸会指责地说"你别烦我"，要么敷衍地说"我先把工作做完，你自己玩会儿"，要么是巴拉巴拉讲很多道理，最后还有一种常见的就是不理他，不回应他。父母有时候会很迷惑，抱怨说为什么自己家的孩子不愿意跟自己说话，问他今天学校里过的咋样，他就冷冷地回你一句，说了你也不懂。所以这些指导的、命令的话，其实是把我们和孩子，以及孩子和他自己内心感受的距离都拉远了。包括父母对孩子说，"你要自觉一点去读书"，这样的话其实会把孩子放置到一个两难的境地里。孩子如果不听你的，那这肯定就是不自觉了，但如果听了你的去读书，这个自觉是在你说了之后我才去做的，这就不是真的自觉。真的自觉是孩子发自内心，自己想去做，根本不需要人催啦。类似的话还有"你要自信点""不要难过了""不要紧张""你要学会独立一点"，这些都是一些我们说悖论性质的话。所以除了命令和指导的话，大家也可以对生活里这些常见的悖论性质的话也多一些识别。

主持人： 很多家长都说到和学习有关投入很大，比如说报了很多的兴趣班，但是孩子好像自控、专注、情绪都存在问题，家长要怎么办呢？

葛聪聪： 现在很多家长非常头疼的一个问题就是，老是要催着孩子去做作业，甚至有时候要在孩子做作业的时候一直坐在他边上，盯着他直到他完成作业为止。父母会感到不理解，为什么明明半个小时能做完的作业，他要拖到 2 个小时，3 个小时，搞到半夜十一二点才能完成。所以就孩子做作业慢这件事，我们来看看父母要怎么做才能既减轻自己的压力，又能培养孩子做作业的自主性？首先，我们需要看到父母的哪些行为，表面上看起来是在帮助孩子解决做作业慢的问题，实际上却维持了问题。比如，父母一看到孩子做作业又开始磨蹭了，就会忍不住上去提醒，"快点做，专心点"。这就形成了一个互动。孩子一慢，父母就上去催，父母催一下，孩子动一下。那么对这个孩子来说，他就知道，我慢是没关系的，反正我爸妈会来催我，我就慢慢做好了。所以恰恰是父母催促孩子做作业这个行为，维持了孩子做作业慢的这个问题。如果父母过度替孩子承担责任，那孩子就没有机会自己去面对做作业慢可能会对他自己造成的后果，比如他可能头一天做作业做到很晚，睡眠时间不够，导致第二天上课开小差，可能会被老师批评，等等。这个时候，父母一定要忍住，要告诉自己，不要出手，因为这是孩子自己需要去承担的后果，不是我们父母的。我们也要知道，只有他自己主动地完成作业，他才有机会体验到自主的快乐，有了这样的体验之后，就容易形成良性循环，他就更愿意在不被催促的情况下去完成作业。

所以相信大家听到这儿就可以猜到，父母能做的就是把孩子的责任还给孩子，按捺住自己老想催孩子的心情。下次孩子开始做作业前，你要明确地告诉孩子，今天我不会催你写作业，然后父母就转头离开，父母该回房间工作的工作，或者在客厅看会儿电视也完全可以。有这个困扰的父母们，不妨尝试一个星期，看看效果如何。然后，我们说孩子做作业慢，这个背后也可能有其他一些和整个家庭有关的动力。比如，当孩子做作业慢的时候，妈妈就很焦虑，妈妈一焦虑就会给正在单位加班的爸爸打电话，爸爸今天就会早点回家帮助妈妈一起来管教孩子做作业慢的问题。所以你看，孩子做作业慢，有可能是在召唤爸爸对家庭的关注。这种情况，我们解决问题的方式，就不是对孩子下功夫，而是让家庭看到，家庭对爸爸的需要。当爸爸回归家庭之后，孩子自然就不需要再通过做作业慢这件事来维持家庭关系的平衡了。

作者介绍

▶ **葛聪聪**（临床心理科 心理治疗师）

上海交通大学应用心理硕士，国家二级心理咨询师，卫健委认证心理治疗师。

曾赴德国海德堡大学和马堡大学访问学习，上海健康医学院特聘心理咨询师，在亲子关系、青少年的人际和学业困扰、成人自我成长方面有独特的咨询经验，LGBT友善咨询师。

少年不知愁滋味——被忽视的儿童青少年抑郁

　　说起儿童青少年，人们脑海中涌出的是无忧无虑，阳光快乐，积极有朝气等。青春是美好的，是无价的，谈及青春，用尽美好的词都不为过。然而却有一群这样的孩子：他们脸上的笑容逐渐消失，人变得烦躁，不愿去上学，总感觉身体不舒服，或者做着一些伤害自己的行为。很多家长认为他们是"矫情"，是"作"，是"威胁"，孰不知他们正承受着抑郁的痛苦。让我们一起认识下这群容易被忽视被误解的孩子。

一、儿童期青少年抑郁的发展历史及现状

　　主持人：我们说只有大人才会感到抑郁，很多时候会认为小孩子懂什么，可事实上我查了一下资料，说儿童青少年是完全可能罹患抑郁的，是这样子的吗？

　　张喜燕：对于儿童青少年抑郁的认识有一个变化的过程。弗洛伊德曾将抑郁定义为转向自身内部的愤怒，他认为儿童期超我还没有得到充分的发展，是没有办法将愤怒转向自身的，也就无法体验

抑郁。所以关于儿童青少年是不是会得抑郁症这个问题，在 20 世纪 70 年代以前，人们普遍认为儿童和抑郁是没有交集的，青少年时期即使出现抑郁也被看作是发育过程中的一个正常表现或者将其看作是"青春期骚动"。20 世纪 70 年代以后有学者发现抑郁症状群也可以见于儿童青少年，1980 年儿童青少年抑郁症才被看作一个诊断实体纳入我们的诊断体系中，开始被大家知晓。

主持人：那么，儿童青少年抑郁的现状是怎样的呢？

张喜燕：《全球青少年健康问题》报告称抑郁症成为全球青少年致病和致残的首要原因，是 15~34 岁人群死亡原因的第一位，一半的抑郁症患者在 14 岁之前首次出现抑郁症状。流行病学调查发现儿童抑郁症的患病率为 2%~2.8%，进入青春期后患病率迅速增加，可达到 4%~8%，并且儿童青少年抑郁症出现低龄化趋势。抑郁症已经成为威胁儿童青少年健康成长的主要疾病，但是误解和忽视仍然存在，大部分儿童青少年抑郁症未被识别、未得到重视并无法得到正规的系统治疗。据有关统计，儿童青少年抑郁的早期识别率只有 10%。

主持人：您刚才提到低龄化趋势，那儿童抑郁最小的年龄大概是几岁呢？

张喜燕：我看有报道 3 岁的，当然我们门诊上没有遇到过。实习阶段，跟老师门诊时遇到的最小的一个孩子是 6 岁。

二、儿童青少年抑郁的相关影响因素

主持人：在电视剧《小欢喜》的经典对白中，不知让您记忆犹新的是哪句话？

张喜燕：我关注两个点，一个是现在很多家长特别关心孩子的学习，把孩子的升学问题看成一件非常重要的事情，另一个是说孩子想要的和家长想要的永远是不一样的，父母和孩子永远是有时差的。

主持人：很多网友看了这部剧说不应叫《小欢喜》，应该叫《小窒息》。同时我也听到一段说父母离异后，妈妈亲自抚养孩子，对孩子严格管教，最后孩子说我不是一个坏孩子，我只是一个学习不好的孩子。学习会给孩子带来那么大的困扰吗？

张喜燕：是的，现在的孩子跟我们以前包括我们父辈那一代是不一样的，我们那一代父母在学习上给我们的压力是没有这么大的。现在的孩子衣食无忧，物质层面是比较富足的，现在很多家长把主要精力放在孩子的学习上，他们害怕"孩子输在起跑线上"，所以就会更多地去关注孩子的学习。现在孩子的学习强度和难度比我们那个时候大了很多，日学习时长也远远大于从前。很多家长从小学甚至幼儿园开始就给孩子报了很多学习班、兴趣班，甚至现在还出现一种叫"超前学习"的现象。沉重的学习负担会让孩子过早地失去童年，感觉自己就是一个学习的机器，从而产生一些不良的消极情绪，如果这些情绪不能得到及时的排解，就很容易往抑郁方向发展。

主持人：在《小欢喜》中，除了说到学习，我们还听到了家庭内部的矛盾，夫妻之间的矛盾会不会给孩子带来一定心理上的压力？

张喜燕：会的，孩子是生活在家庭这个系统中的，父母之间经常发生冲突也会影响孩子的情绪。按照埃里克森的理论，安全感的建立是孩子自幼年期起便需要的，儿童还没有形成一个独立的个体，不能独自面对世界，他们的安全感来自父母和自己的关系。如果父母关系不和、或者离异，或者分居，会使儿童形成不安全的感觉，甚至有孩子会认为父母关系不合是因为自己的行为，他会经常想是不是"我哪里做的不好""爸爸妈妈吵架是不是我造成的"，孩子会产生自责、自卑情绪，甚至更可能产生恐惧、抑郁、戒备、敌对等适应性问题。

主持人：前面我们有说到家庭关系、学习压力可能是儿童抑郁的诱因，还有我在想人际交往这方面是不是也是孩子抑郁的一个诱因呢？

张喜燕：有可能。建立初步人际关系是儿童接触社会后首先要面对的问题，简单地说，就是除了家人之外，儿童需要建立和同龄小伙伴、老师之间的关系，能够结交到朋友，和老师熟悉。良好的人际关系能够让儿童在与其他人的交往中逐渐肯定自我，获得与别人相处的快乐，而不好的、非儿童自身造成的人际关系比如说在学校有其他孩子横行霸道，无缘无故疏远孩子，或者老师由于种种原因把精力放在其他孩子身上等，这些不良的人际关系都会对孩子的情绪造成一定的影响。另外，现在很多家长都对孩子比较溺爱，不管孩子遇到什么困难，都不需要他们自己去解决，久而久之孩子们就会形成一种依赖型人格，自己处理问题的能力就会退化。一旦他们进入学校或者与同龄人交往时，碰到问题都需要自己去面对、解决，然而他们缺乏排解困难的技能和独立思考、应对的能力，孩子就会感到手足无措，又因问题无法处理而变得急躁、矛盾，引发焦虑、抑郁和身体不适等。

主持人：在刚才的音频中有句话说"少儿抑郁可能是因为缺爱"，您怎么看？

张喜燕：关于少儿抑郁是因为缺爱这个观点我是这样看的，你看我们现在很多家庭都是独生子女，他们对孩子可以说是比较溺爱的，很多家庭通常是 4 个大人或者 6 个大人围绕着 1 个孩子转，对孩子的关心无微不至，事无巨细，可以说是我们儿时获得关爱的好几倍，所以说少儿抑郁它不一定是因为缺爱。当然也有一部分孩子的抑郁是因为缺乏父母的关心、陪伴或者共情，有学者将此类抑郁称为缺爱性抑郁。这类孩子通常是因为父母忙于工作或者是其他的事情被忽视，或者说是从小父母不在身边，或者是缺乏父母的共情，导致儿童形成了一种不安全的感觉，他内心会感到孤独空虚、焦虑不安、能量匮乏，从而出现了抑郁。

主持人：会不会有些父母管孩子太多了，就让孩子缺少了很多自主权，这样的一些孩子，会不会也在情绪方面会出现一些问题？

张喜燕：您刚才提到的这种情况，正好上文提到的"缺爱性抑郁"中的一种类型。这种类型的孩子看似不缺爱，家里人都很关心他，给他生活上提供很多的帮助，看似家人很爱她，但是他们的这种爱是没有共情的一种爱，孩子内心常会觉得他得不到理解，得不到真正的一个关心，所以他就会出现这种缺爱的一种感觉，从而出现情绪上的问题。就是我们平时说的物质上的富足，精神上的忽视。

主持人：儿童青少年抑郁的病因很多，您认为哪些是引起儿童和青少年患抑郁症的因素？

张喜燕：关于儿童青少年抑郁的病因目前还是一个难解之谜，虽然我们不知道导致某个青少年患抑郁症的原因，但是有一些风险因素会增加儿童青少年抑郁症发生的机会。这些因素包括：

（1）父母或兄弟姐妹当中有人得过抑郁症；（2）在不健康的

家庭环境中成长；（3）对未来持悲观负面态度；（4）在逆境中成长（如童年经常受到虐待、冷漠、忽视、父母或者亲人早年丧失）；（5）学校或者生活中与朋友相处困难；（6）有焦虑症、多动症、或者行为异常等；（7）适应能力差；（8）以前有过抑郁发作；（9）脑外伤史，出生时低体重；（10）慢性疾病。

主持人： 有时候我们会听到一些大人说他们一头雾水，不管他们说什么，孩子就是油盐不进，就是不听话，稍微再大一点就觉得可能会是青春期叛逆，但其实青春期的叛逆和抑郁是完全两回事，是吗？

张喜燕： 是的，抑郁症是一种持续的情绪和行为的改变，能够给孩子的学习、生活、同伴或者家庭关系带来影响的一种疾病。而您刚才说的这些可能是青春期的一些表现，你说的青春期叛逆这个词从心理学的角度来讲是没有这个概念的，实际上它就是我们孩子青春期的表现，比如他们爱跟父母顶嘴，跟他们对着干，不听话等。

主持人： 在你的临床工作当中遇到的青春期叛逆是因为父母介入太多，还是说可能孩子本身就存在着一些情况？

张喜燕： 两方面都可能有。首先我们从孩子自身来讲，本身我们的儿童青少年处在一个发育的特殊阶段，尤其到了青春期之后，性激素会发生很大的变化，性激素会对大脑产生负面的影响，为什么呢？这与大脑有关，在青春期，性激素会刺激大脑的边缘系统，这部分大脑与一些基本的情绪有关。大脑影像学研究显示，青少年时期，大脑边缘系统对包含情绪的信息的反应比人生的任何其他阶段都是要强烈的。另外，孩子在青春期大脑的发育是不均衡的，有个区域叫前额叶皮质，这部分可以让情绪反应平静下来，就是让人面对压力时更冷静、考虑更周全，但这部分大脑成熟的较晚，可以一直发育到二十几岁。因此当大脑边缘系统让孩子面对压力有更强烈的反应时，告诉他不要反应过度的那部分大脑还没有完全运行。其次，从家长方面来说，有些家长对孩子的管教比较严，爱唠叨。有人提出很多叛逆是源于父母尤其是妈妈的唠叨。当孩子进入青春期后，由于自我意识的发展，他们极力想摆脱父母的控制，就会对父母的不良教育方式开始反抗，所谓的青春期叛逆也就出现了。父母越是喜欢唠叨、喜欢威胁，那么这个孩子就越容易产生叛逆。

三、儿童青少年抑郁的临床表现及共病

主持人：说到儿童青少年抑郁的临床表现，它和成年人有什么不一样吗？

张喜燕：因为儿童青少年处于一个特殊的阶段，所以儿童青少年抑郁有自己的一些特点。年龄大一点的孩子，他可能与成人抑郁症的表现基本相似，但是对于年龄小一些的孩子，可能他的表现与成人完全是不同的。比如下面的这些症状在受抑郁困扰的青少年中要比成人更常见。

（1）易激惹或愤怒情绪。在青少年中，抑郁可能更多的是表现为易激惹，而不是悲伤情绪。一个抑郁的青少年可能是爱发脾气，有敌意，易受挫的，或者很容易就爆发怒火的。

（2）无法解释的隐痛或疼痛。抑郁的青少年经常抱怨躯体不舒服，比如头痛或肚子痛。但是经过彻底的身体检查并没有发现问题，这个时候我们就要想到这些隐痛可能暗示着抑郁症。

（3）对于批评极端敏感。抑郁的青少年被"无用感"所困扰，他们会觉得自己的存在没有价值，这会让他们十分容易因为被批评、拒绝和失败而感到受伤。对于一些高成就的学生来说更容易这样。

（4）与一部分人保持联络。成年人容易在抑郁的时候孤立自己，而青少年通常会与一些朋友保持联络。如有些孩子会跟和他们同样遭受抑郁困扰的同伴交流。

主持人：有没有一些孩子得了抑郁症特别喜欢依恋依赖父母？

张喜燕：有的，比较小的孩子会有这种情况，由于他们年龄较小，语言发育能力还不够完善，对情绪的理解也不如成人，他们不知道如何表达自己的情绪，就会表现为一种对父母的依恋，或者躯体的不适，比如肚子痛、头痛，再或者是行为的改变，比如哭闹、活动过多、发脾气等。

主持人：我们发现现在有很多孩子都会跟家长说头痛、肚子痛，有头痛、肚子痛我们就要想到抑郁吗？

张喜燕：也不完全是这样子，头痛、肚子痛可能是抑郁的表现，但不一定是抑郁。有些确实是有躯体原因的，经过检查可以发现相应的体征及阳性检查结果，需对症治疗；但有些是经过很多医学检查，也没有发现任何异常，这个时候父母就要考虑有没有情绪方面的问题。

主持人：您从事临床工作 9 年，擅长儿童青少年情绪问题，其中还有关于多动抽动这样的一些问题，不知抑郁的孩子会出现或并存多动抽动吗？

张喜燕：您说的这种情况在医学上称之为共病。抑郁症的共病率很高，约有 40%~70% 的儿童青少年抑郁患儿常伴有一种或几种其他心理障碍，其中最常见的是焦虑障碍。除此之外还可以共病多动、抽动、破坏性行为、物质酒精或药物等。

主持人：我们觉得多动的人应该看起来是挺有活力的，抑郁的人是没有生气的，抑郁和多动怎会同时存在呢？

张喜燕：其实大家对多动存在着一种误解，我们说的多动症又叫注意缺陷多动障碍，从名字上可以看出它有两方面表现：注意力不集中和多动冲动，相应的多动症分为三个类型，一个是注意缺陷型，一个是多动型，还有一个是混合型，就是既有注意力的缺陷，也有多动的表现。所以抑郁合并多动不一定是我们肉眼可见的那种多动型的孩子，有可能是注意力缺陷型的那类孩子。

主持人：听众王先生说他家孩子14岁，最近开始偷偷喝酒了，情绪各方面也觉得不对劲，他说酒精对于这样一些孩子会有什么危害吗？

张喜燕：有些孩子非常想要逃避情绪上一些不好的感觉，所以他们会使用可以改变情绪的物质——比如酒精和一些药物来试图使自己感觉好一些。起初也许他们的确会感觉很好，但最终他们的感觉会比开始时更糟。这是因为酒精和药物会破坏大脑中传递信号的使者，也就是我们常说的神经递质和神经递质受体。神经递质是帮助大脑中的神经细胞传递信息的化学物质，一定数量的神经递质会影响人的心情。而酒精和药物破坏这些神经递质，会让感觉更加抑郁。

主持人：听众张女士说，她的女儿说她们班里有同学用刀片割自己的手，那这样的一些孩子是不是提示他们出现了抑郁？

张喜燕：这种行为就是我们医学上提到的自伤行为，又称非自杀性自伤，指的是不会导致死亡或无结束生命意图的故意自伤行为，比如用刀片或圆规划伤自己的手臂、用指甲抠自己的皮肤，用头撞墙、掐自己，等等。自伤行为多发生在青春早期，最常见的发病年龄是 14~24 岁，自伤被认为是调节负性情绪的有效方法，但不是所有的自伤行为都指向抑郁。自伤行为与许多因素有关，比如家庭关系不良、童年期虐待、个体情感性不稳定、冲动性、抑郁以及精神疾病等。比如我们门诊上就遇到过以自伤行为就诊的孩子，评估时发现孩子抑郁情绪和自伤行为同时存在，刚一开始以为孩子的自伤可能是情绪低落所致，在后续的沟通交流中我们发现他的自伤行为并不是情绪低落所致，而是由于精神病性症状所诱发。

四、家长的顾虑，需要注意的问题及可利用的学校资源

主持人：有些家长带孩子去医院看病，然后医生也给配了药，家长担心影响孩子生长不敢给孩子服用，药物会不会对孩子的成长造成一些隐患呢？

张喜燕：这是很多家长担心的一个问题，关于抑郁症的孩子是否用药，是根据病情评估来的。一般轻度抑郁不需要用药，常采用心理治疗；如果病情比较严重或者经过心理治疗无效则需要选择药物治疗。当然是药三分毒，目前关于儿童青少年抗抑郁药，常见的不良反应相对来说还是轻微的，甚至有些是可耐受的，至于会不会对孩子生长发育造成一定影响，目前我们还没有看到相关报道。抑郁症的危害是一剂慢性的毒药，如果不及时治疗，可能会造成严重后果，所以当孩子出现抑郁时，建议家长带其至专业机构进行治疗。

主持人：家长们应该如何区别抑郁症和"成长的烦恼"？

张喜燕：作为家长，如果不能确定自己的孩子是情绪方面的问题还是只是遇到了成长中必经的困难时期，那么我们家长可以想一想你的孩子跟以前有没有不一样的地方，这些不一样的表现持续了

多长时间，它的严重程度如何，有没有影响到孩子的学习，有没有影响到他的生活以及和你们的关系。虽然说性激素和压力可能会让青少年出现一些情绪的变化，但是通常不会出现持续的情绪变化，比如说长时间的情绪低落、无精打采或易激惹等。如果家长还是无法确定的话，那么最简单有效的方法就是带孩子到专业的心理机构进行评估。

主持人：除了家庭，孩子接触最多的就是学校，不知您是否知道目前学校方面有没有什么资源可以帮助抑郁的孩子？

张喜燕：上海在这方面做得还是很好的。据我所知，现在上海的学校都配有专业的心理老师，而且很多学校都有情绪发泄室、沙盘游戏室、心理咨询室，当孩子自觉出现情绪问题或者其他心理问题时可以第一时间向学校的心理老师寻求帮助。另外，我们现在与学校已经形成了医教结合模式，医生走进校园，给学校提供医疗支持和帮助。浦东新区在医教结合方面做得非常不错，据我所知，浦东新区每年有三场大型的针对中小学生的心理咨询活动，其中有一场就是我院和浦东新区教育发展研究中心及上南中学联合举办的，为学生、家长免费提供心理咨询及建议。今后我们还会将医教结合模式进一步发展为医校家结合的模式，为我们的儿童青少年的心理健康保驾护航。

结束语：随着信息技术的进步，社会的高速发展，孩子的学习压力、社会压力在无形中增大，抑郁症低龄化发展的趋势也在加剧。所以，家长朋友们，请在关注孩子的学习成绩的同时，也请多多关注孩子的心理健康。

作者介绍

▶ **张喜燕**（精神科三病区 主治医师）

二级心理咨询师，中级心理治疗师，上海交通大学精神病与精神卫生学硕士。

擅长儿童青少年情绪问题（抑郁、焦虑）、行为问题（多动、抽动）及精神障碍的诊断和治疗。

参与国家自然科学基金项目研究 1 项，目前主持浦东新区科技发展基金项目研究 1 项，参编儿童精神科方面的书籍两部：《儿童抑郁症》和《注意缺陷多动障碍综合干预手册》。

二孩家庭中大孩的心理健康探讨

　　随着二胎政策的开放，社会对家庭教育的重视，伴随二孩的出生，大孩由原来的独生子女变为了非独生子女这种家庭角色的变化，让很多父母会担心是不是会对家里大孩的心理健康产生一定的影响？

一、家有二孩，大孩容易出现哪些心理问题

　　主持人：张先生今年 36 岁，家中大宝 10 岁，小宝 3 岁，大宝闷闷不乐，出现了低龄化的情况，甚至有的时候升级为武力，弟弟脾气也越来越暴躁。这样的情况在二胎家庭中比较普遍吗？

　　师典红：在二胎出生之前，老大一直是作为独生子女成长，习惯了所有人都以自己为中心。而且 3~6 岁阶段的孩子的一个显著特点是以自我为中心，一般来说可能会缺少分享的习惯和能力。这个时候，如果父母把过多的精力投入新生儿身上，忽视了对老大的关心，老大就会有被抛弃的感觉，会认为是因为弟弟妹妹的出现而剥夺了父母对自己的爱。心理学上对老大这时候出现的一系列心理问题，用专有名词来讲即：同胞竞争，就是不管是父母的爱还是个人的表现，有了两个或者是以上的孩子以后，他们之间就必然会有比较和竞争，这个当中需父母去妥善的平衡其中的关系。

主持人：如果兄弟之间的竞争是良性的，是不是就能很好能够带动对方？

师典红：对的，如果是良性的竞争，两个孩子可以一起更好共同成长，这也是为什么我们有时候说二胎是父母给大孩的一个礼物。但如果处理不当，会让大孩出现一些认知上的偏差，认为是二孩的到来导致自己失宠，继而出现一些叛逆，如通过做错事来引起大人注意，年龄小一点的有可能遇到事情通过哭闹来表现自己的不安全感，也有的可能会表现出偏执，绝对不允许二宝碰自己的东西。相反，有的会变得乖得可怕。这对部分大人来说可能是件好事，原本很调皮的孩子突然间变得乖巧，父母不需要太多操心。但这时请切记，有句话叫做"孩子过早懂事，其实是一种深刻的绝望"，如果就此发展，孩子有可能会变成一种讨好型的人格。当二孩出生后，孩子太调皮或者太乖，都需要引起父母重视。

主持人：师医生也是两个孩子的妈妈，老大6岁了，老二4岁了。在您的大孩身上有没有出现过一些特殊的情况？

师典红：在我家女儿是老大，在弟弟出生后，她曾模仿弟弟的声音同我们讲话。这其实是一种退行现象。用心理学解释，就是一个已经养成良好生活习惯的儿童，因为母亲生了弟弟或者妹妹，表现出尿床，吸吮拇指、好哭、极端依赖等婴幼儿时期的这种行为，就叫做退行。一般在受到挫折或者面临焦虑应激等状态时，人们会放弃已经学到的比较成熟的一些适应技巧或者方式，而采用一种不成熟的甚至是本能的幼稚的方式来应对当前的情景，用来降低自己的焦虑，然后以达到吸引父母的关注和照顾。在一档综艺节目里面，谢楠也分享了大儿子吴所谓在弟弟出生以后的一段经历。弟弟出生的时候，吴所谓已经 5 岁，谢楠发现吴所谓竟然喜欢吮吸奶嘴，地上爬行的一系列与年龄不符合的行为。主持人马东评价这是一个返祖现象吗？其实不然，这就是退行行为，这是孩子在呼唤父母关注自己的一个方式。

主持人：家里有了二孩之后，老大的内心可能会有失落，甚至一些嫉妒，这种心理偏差具体在比如家庭或学校当中会是怎么样的？

师典红：有一部分孩子可能会产生剧烈的情绪起伏，有研究发现大孩的这种情绪变化有几种特征，如心情抑郁、容易焦虑、烦躁暴怒、哭泣、暴力等，严重者会有臆想症，想象自己好像处在一个比较灾难化的环境。一些年龄较小的孩子，由于父母的疏忽，人际交往能力可能受到一定的影响，甚至出现一些语言的障碍；还有一部分孩子可能会出现个性的转变，由原来活泼好动变得多疑、暴躁、孤僻；还有一种就是前面讲到的会更加懂事。

有一部分独生子女转变为家中的长子长女以后，会在同龄人当中产生一定的自卑心理，进而在这种自卑的状态下，出现一定的社交障碍。会用自闭，孤独状态来进行自我的生理上的保护，消极的对待各种社交。

当然了以上这些都是比较极端的情况，多数情况下来说，兄弟姐妹是帮助彼此社会化的最重要的那个人，有利于彼此更好的去理解他人，帮助彼此能够更好地获得人际关系技巧的那个人。

二、大孩为什么会出现这些心理问题

主持人：作为从事少儿心理专业的医生，您在平时生活当中一定会留意亲子的问题，那么在您身边是不是也会有这样一些二胎家庭，有类似的遭遇？

师典红：对，随着二胎政策的放开，我周围也有一些同事、朋友生育了二胎，我们会遭遇到二宝出生后，大宝的一些不同寻常的变化，变得更加的调皮，亦或者一些退行的，匪夷所思的行为。所以这里提醒父母，在二孩出生后，不要忽视大孩的感受，忘记给大孩应有的关注和爱，同时做好大孩的心理建设，告诉他弟弟妹妹的到来，其实是多了一个亲人和玩伴，弟弟妹妹长大了也会爱他，等等。通过这些承诺和增加安全感的方式来消除孩子的这种退行状态，使孩子继续保持健康的成长。

主持人：有了二孩，周围有的亲友会开玩笑问大孩爸爸妈妈是喜欢自己多一点还是喜欢弟弟妹妹多一点等这种类似问题。这种问题是不是也会给大孩带来一定的影响？

师典红：孩子其实是比我们大人想象的更加敏锐，有时候成人的一个玩笑，有可能给孩子带来伤害、甚至是灾难，产生恐惧感和不安全感。我自己也是二胎家庭长大，我刚出生时，哥哥是挺开心的，会和邻居骄傲地分享自己成为哥哥了，分享时他会表现出那种喜悦之情。但是直到有一天有一个邻居开玩笑地说，有了妹妹，爸爸妈妈就不爱你了。在这之后，我哥哥很长一段时间见到邻居打招呼的方式都变成了：我有一个妹妹，你们家要吗？我们家不想要了。所以，有的时候，大人看似不经意的一个玩笑，可能对孩子来说会带来了很大的困扰，而且还会持续比较长的时间。

主持人：我以前还以为如果说家有二胎，比如说老大是哥哥，然后老二是妹妹，哥哥应该在各方面都很关照、关心妹妹，然后还会做好表率。原来哥哥也是会闷闷不乐的，是吗？

师典红：对的，如果孩子他有满满的安全感，他才能够开始学习如何关爱和体谅他人；当孩子有足够的这种尊严感的时候，他才能够从谦让当中去感受到这种价值和快乐，所以如果他拥有无条件的爱，他才能够坦然的跟自己的手足去分享这份爱。

主持人：二胎家庭都会遭遇长子女的心理健康问题吗？

师典红：这个未必，主要还是要看父母怎么样去处理这样一段关系。我之前接触过一名医生，她也是一名心理治疗师，她就跟我说到她家的孩子就是大孩和二孩之间他们相处的很和谐。我问过他为什么他们家庭这么和谐？她回忆说因为他们在这个阶段是请了一个育儿嫂去照料新生儿，他们的精力仍然是更多地关注老大。所以这个时候老大其实他的爱没有被剥夺的情况下，他对二胎的弟弟也是非常接纳的。

主持人：有没有说老大跟老二他们的年龄范围在怎样一个范围内，会给二胎家庭的大宝带来的心理的冲击会稍微的小一点。

师典红：我们就先来说一下排行的问题，也就是出生顺序。它是指子女出生的一个自然顺序。根据一些心理学家的观点，子女的年龄差，如果超过 5 岁，他就会重启一个新的模式。如果排行老大的孩子 8 岁，排行中间的孩子 2 岁，最小的新生儿；那么排行中间的儿童他会跟新生儿组成一组，并且充当这一组的老大。所以我们今天聊的二胎家庭的老大心理健康问题，是以 5 年内的这样一个年龄差为前提的。然后出生顺序对人的人格和行为发展是有很大的影响的，已经被 20 世纪 20 年代的心理学家阿德勒所证明。根据皮亚杰的认知发展理论，我们 3~6 岁的幼儿它是处于前运算阶段的，他的思维是直觉性和非逻辑性的，而且具有明显的自我中心的特点。

一般来说老大和老二年龄差距很大的情况下，老大有可能会自动扮演成一个类似于父母的角色。如果是女生，她可能会像一个妈妈一样，如果是男生他可能就会像爸爸一样的角色，会去照顾弟弟妹妹。在一个充满爱和关注的环境下成长的孩子，一般会比较容易接纳弟弟妹妹的这样一个状态。

三、如何缓解大孩的不良情绪

主持人：有的人说二胎家庭中如果有问题，一定就是父母的问题，您怎么看？我们怎么帮助老大去改善那些不良情绪？

师典红：都说一碗水难以端平，关于父母的问题，最重要的是要公平养育孩子。在这个过程中应遵守"三不"原则。

第一，不要要求大孩让着二孩。这样会让老大心生怨恨，老二也可能会形成我弱我有理的心态。父母可以从小在孩子的心中播下爱的种子，让孩子的"让"是自发的，他可以觉得我愿意分享给弟弟，而不是被父母要求的，那才是兄弟姐妹之间互相关心爱护的一个美好的景象，而不是像被强迫的一种状态。

第二，尽量不要将两个孩子进行比较。有的会说你看弟弟妹妹多听话，你多调皮；或者你看哥哥姐姐多优秀，你真糟糕。这些看似普通的一些口头禅都可能有一个不公平的导向，时间久了往往会造成孩子对父母的疏离，而且对兄弟姐妹也会有怨恨。家中大宝会觉得被冷落，或者二宝也觉得不公平，他们会逐渐开始产生逆反心理。老大就是老大，老二就是老二，他们本身是没有什么可比性的，每个人都有各自成长的轨迹，他们都有自己独特的心理特点。

第三，不要当着老二的面去训斥老大。通常的二孩家庭中，老二会把老大当做自己的偶像或者成长的目标。如果生活当中老大确实有做得不妥当的地方，请尽量单独找大孩进行交流，以维护大孩在二孩心中的形象。

主持人：父母是不是应该教育大孩要让着二孩？

师典红：关于老大和老二要不要让，也是现在两孩家庭教育中讨论比较多的一个问题。我很喜欢在某档综艺节目中刘擎教授的一个观点，不是所有的孩子通过自由教育就可以自由成长，孩子是需要教育的，但这个教育不应该是强制的，也不是强迫的，应该是一个引导和启发的方式，是建立在尊重孩子、看到孩子的基础上。所以父母的教育和引导，绝不是让哥哥去让着弟弟或者妹妹，应该是平等地对待两个孩子。当然，我们也是没有办法做到绝对公平的。这个时候可以去引导孩子自己去商量，比如一个东西只有一个了，这个时候怎么办？我们可以讨论这次谁先用谁后用，以后有类似的情况，那么我们顺序倒置一下，生活当中我们可以更加的随机应变一点。引导孩子们互相谦让，去自己解决问题。在我们成人世界的感情准则是平等友爱，我们也需要帮助孩子去营造这种和谐的气氛。

主持人：有听众问，有了二胎的妈妈一般都觉得孩子还小，还没有自理能力，还需要人来照顾，而大一点的孩子可以照顾自己了，应该多让小一点的孩子。老大时不时说，你们只管弟弟不管我，你们是不是不疼我了？刚开始听的时候心里就不是滋味，后来听的多了就麻木了，真的很难平衡。该怎么办？一碗水怎么端平呢？

师典红：我们刚刚讲的"三不"原则中的第一条，不要总是让老大让着老二，确实有的时候他们之间会有冲突，这个时候我们应该怎么办？在处理孩子之间的冲突的时候，首先要去接纳孩子的这种情绪，情绪本身是没有好坏对错之分的，生气、愤怒、厌恶，这些情绪都是自然而然产生的，它不是错的。但是在处理这种情绪的方式时我们要注意，它是有一个好的方式和不好的方式，如用一些暴力宣泄的方式就是不对的。对孩子来说，先接纳他的愤怒、生气，甚至厌恶这样一些情绪；对孩子来说，他们可能会用哭泣这样的一种方式来发泄情绪。在面对这样一个一直哭泣的孩子，我们家长可以采用一个积极暂停技术，从时间上我们给他一点时间，让他慢慢停下来；在空间上，某一个地方是它特定的可以在那里哭的，或者是安静的一个地方，让他去在那个地方短暂地进行情绪的宣泄。然后如果两个孩子吵架，向家长哭个不停，这个时候一定不要急于去做出结论，更不要偏袒一个。家长可以先抱一抱他们，让两个孩子从吵架的纷争当中脱离出来，等孩子停下来以后，再去问发生了什么事情，让孩子复述的过程其实就是让孩子感同身受的最好的办法，这其实是换位思考，让孩子通过互相扮演的方式去重现刚才发生的事情，这样才能让他们发现自己的问题，去理解对方的感受。

主持人：有听众问，怎么样让家庭里的大孩子去接纳家庭的新成员？

师典红：让大的孩子接纳新成员，这里我提几点建议：

1. 生二孩之前，先给大孩做好心理建设。如可以给大孩看一些兄弟姐妹互动的动画片。在我家，就是老大在小猪佩奇动画片后，就特别想要一个弟弟，这是一个她的自主选择过程。其实，我们都有一个特点，自己选择的事情，自己会相应地愿意承担这个选择的后果，也就会显得更加有责任感。

2. 二孩出生之后，充分考虑大孩的感受，不能因为二孩的出生，精力和时间有限，而忽略大孩对父母的依赖。大孩只有从父母的身上感受到了关爱和安全感，才会更好地去接纳弟弟妹妹。

3．在照顾二孩的时候，要求大孩一起参与。在这个过程当中，老大就可以更快地跟老二建立情感的链接，然后我们也可以在老大帮忙照顾的过程当中去夸一夸他们，说你做的真棒。也可以以弟弟妹妹的这样一个口吻来说，你看哥哥姐姐把我哄得多开心，就这样的一种方式，会增加他们对自己哥哥姐姐这样一个身份的认同感。

主持人：有听众问，二孩出生后，老大没有安全感。

师典红：安全感还是要回到我们父母对待孩子的这样一个态度上，就是我们面临老二出生确实要分摊掉很多的精力，但这个过程当中我们确实不能够忽视，老大也只是一个孩子，他也需要父母的关注、赞美，还有喜爱。所以在这个过程当中我有一个小小的建议：就是倾听。我们很多家长可能就是我面临照顾二孩这样的生活压力，然后还有沉重的工作压力，我们就不再有更多的这样一个亲子时光去陪伴老大。但实际上对老大来说，其实他并不需要那么多的时间。有一位卡内基训练的创办者叫黑幼龙，他养育了 4 个孩子，然后这 4 个孩子用社会评价的标准就是说非常成功的，他们有的是医生，有的是教授，还有公司企业的这样一个创办者，然后他说他自己的工作本身是非常忙的，他每周大概只有三天的时间可以在家吃晚餐，但是他吃过晚餐以后，他就不再看手机或者报纸、电视，而是花 15 分钟时间和他的孩子去聊天。那段时间他是用心去倾听的，他用高质量的陪伴来弥补数量的不足。然后现在孩子长大了，也依然很愿意和他分享生活当中的点滴。所以不论多忙，孩子需要的时间其实真的不多，我们可以高效地去倾听。

结束语：养育二孩，家长说幸福并辛苦，其实不管怎么样，当孩子有着满满的安全感，他才可以开始学习去关爱体谅身边的人；当孩子有足够的尊严感的时候，才能够从谦让中感受到价值和快乐；而当他确信自己拥有着无条件爱，才能够坦然跟自己的手足去分享这份爱。

作者介绍

▶ **师典红**（精神科二病区 主治医师）

上海交通大学医学院硕士

中级心理治疗师

上海市浦东新区卫计委优秀青年医学人才培养对象

擅长儿童青少年心理学研究

真诚做自己，好好做父母

在信息化的当下，各种育儿文章铺天盖地，各类育儿书籍映入眼帘，各类专家育儿观念的层出不穷，使得宝爸宝妈们无所适从。每个孩子都是独一无二的天使，每个家庭都有独特的教育方式。用著名教育心理学家高岚老师的话讲就是："其实育儿没有标准答案。如果有，那就是真诚做自己，好好做父母。"

一、如何真诚做自己

主持人：每个婴儿都是伴随着啼哭声出生，哭是我们最原始的一种情绪的宣泄。在现在的婴儿教育书籍中，有的说孩子哭了，应该马上抱起，让他感觉到被爱。也有的书上说，哭了如果马上抱起，婴儿会被宠坏。我们应该怎样来理解这截然不同的两种说法？

周芳：新手爸爸妈妈在面对孩子的哭声时都会有这种矛盾的心理，听到孩子的哭声恨不得马上冲上去抱起，但也有经常抱怕孩子被宠坏这样的担忧。其实，孩子有的时候哭，可能只是希望引起大人的注意，得到大人的爱抚。这个时候，大人虽然没有马上抱起孩子，而是轻轻抚摸或者拍打孩子，并说些诸如"宝宝，妈妈就在你的身边，你需要的时候我随时都在"此类话语，孩子虽然不能完全听明白大人的话，但接受到了妈妈的理解和关爱，以及对他情绪的照顾，建立父母与孩子之间最深的联系。

主持人：有一句话说父母可能是天下最难的工作了，我们怎么样真诚的面对自己？

周芳：父母这份工作，虽然每个人都可以从事，但是否能胜任，也是仁者见仁智者见智吧。当然，天下没有完美的，100 分的父母。每个人在无法达到自己的预期时，都会产生一些焦虑和无力感，消除这些不良情绪的过程其实也是剥离负面情绪，接纳自己的一个过程，这样才能更好地包容孩子，教育孩子。近期网上有篇关于 26 岁数学天才成长，其中关于他父亲的教育方式，很值得大家学习。他从未停止自己的学习，运用科学的家庭教育方式，也一直在学习心理学知识。在孩子面前呈现真诚的自己，让孩子感受到父母的这种真诚始终陪伴左右，这种无形的陪伴比太多大道理的说教更真实和有效。

主持人：我们可以理解为父母要爱自己，那这是否意味着父母一定要什么事都想着自己吗？

周芳：父母真诚做自己，并不是意味着自私，只注重自己开心，不管其他事情。但是作为父母，也有自己养育子女的责任，这份责任就注定了父母需要牺牲一定的自己的时间，投入一些精力陪伴孩子。而在教育孩子的过程中，首先要明白父母首先是有独立人格的成年人，对自己的行为负责，然后才能用正确的方式在孩子面前呈现自己。《你好，李焕英》的导演贾玲在接受采访时候说，李焕英不仅仅是我的妈妈，她也是他自己的。其实从孩子们角度来说，孩子有的时候也希望父母有自己的兴趣爱好，有自己的时间享受生活，而不是整天围着自己转。父母对子女的爱，最重要的是保持爱的初心，不要迷失，让孩子成为为自己挣面子的工具。

主持人：我发现在与孩子相处中，一件事情家长强调越多，好像效果越差，每当这个时候家长会很抓狂，该怎么办？他们也很想真诚面对自己，就是担心孩子记不住，才反复强调，强调到自己都要冒火，甚至快动手了，孩子还是不愿意听。有什么更好的办法吗？

周芳：办法肯定是有的。家长大声地呵斥或者偶尔的发火，可能会让孩子在短时间内听话，但这样其实也压制了孩子如实表达自己想法和意愿的机会，引起孩子紧张情绪和焦虑，孩子会采取不合作或者是对立的方式来表达自己的不满，以此引起家长的注意。心理学上有一个方法，当孩子不合作，家长情绪上脑时，不妨拿出一张纸来记录自己的情绪和行为，并进行分析。其实问题可能有以下几种：孩子的行为和问题是什么？持续多久？是否与年龄段有关？是否同以前的经历有关？当时的情绪是怎么样的？孩子的内心想法，家长用了什么方法？方法是否有效？为什么有效？尝试换个角度去感受孩子的情绪。

通过这种自我察觉的提问，家长可以更好审视自己和孩子之间的行为和情绪问题，也可以发现孩子情绪的问题和原因，以此来更好处理亲子关系。

主持人：以前孩子小的时候，一丁点事情都很喜欢与家长分享，但是长大后，再大的事情都不想说，家长无法真正了解孩子的想法，这时候该怎么办？

周芳：孩子从出生那刻起，就是独立的。是否愿意与家长分享，随着年龄的增长，知识储备量的增多，阅历的增加会有所不同。其实作为家长，即使夫妻之间，会分享所有事情吗？显然不会。家庭中的每个人是平等、自由的，会设立好彼此的边界。当孩子不想分享时，其实就是设定了一个他自己的边界。当然设立边界不等于说家长让孩子听之任之，全然放纵。允许孩子在设立的边界中享有充分自由，但绝不可逾越。

主持人：什么是抱持能力呢？

周芳：抱持能力是英国心理学家温尼科特提出的，是指母亲能满足婴儿早期的各种生理需要，并通过对母婴关系的研究，认为母亲是婴儿早期发展的一个重要的影响因素，不同的阶段的孩子有不同的表现和心理需求。如婴儿期，可能就是在吃饱喝足后希望有人来陪玩，或者躺在那里，踢踢脚；幼儿期，可能就是希望摸摸周围的东西，大人在周边不要阻止，如果摔倒，大人进行抚慰；儿童期，喜欢尝试冒险，虽然有可能犯错，但希望家长能及时指出；少年期，他们可能更喜欢找朋友来倾诉。但当他们同家长讲出自己想法的时候，也可能只是希望家长倾听，而不是妄加批评或者劝告。

主持人：您刚才所说的倾听自己内心的声音，应该如何理解呢？

周芳：倾听自己，并不是让自己随心所欲，不顾及他人。例如，当疲惫一天的你，或者心情不好的你回到家，发现孩子把家里弄得一团糟，这个时候，倾听自己，尝试说服自己不良的情绪尽量不要带回家中。如果没有倾听自己，进门不问缘由，直接宣泄自己的不良情绪，对孩子来说可能是一种伤害。

主持人：刚才您说的抱持力，我想到我小的时候做数学题，如果妈妈在旁边大吼大叫，我会反应变慢，越做越错。现在我同自己孩子相处就是经常给她赞美，告诉她我在她这么大的时候，成绩远没她好，及时给予她肯定和赞美。

周芳：主持人这样做非常好，适当鼓励孩子，并在孩子面前示弱，让孩子有种原来高高在上的父母也有缺点，也有不足，也有不如自己的时候的自豪感，无形中增加了孩子的自信。

二、爱就是理解和接纳

主持人：有网友说每次不让孩子玩手机了，他就会很响地关上房门。然后就不理我们了，也不愿意出来吃饭，是不是他的内心有点问题，或者说是不是有一些焦虑和抑郁？

周芳：这种情况其实我在门诊上也碰到过，家长看见孩子最近成绩下降，不问青红皂白，直接就埋怨孩子玩手机太多导致成绩下降，禁止孩子再接触手机，孩子认为父母不理解自己，拒绝与家长再沟通。看到孩子这样，家长开始焦虑，认为孩子心理出问题了，是不是抑郁了？这里我们暂且先不说孩子的心理是否出了问题。关键是在孩子一开始使用手机的时候，家长是否有同孩子一起商量过手机的使用规则，这就是刚才说的边界。其实作为家长，有没有反省过，自己有没有整日在看手机？是否自己就是一边在要求孩子不能玩手机，自己一边却一直刷着抖音、快手之类。刚才事件中的孩子，他可能只是在手机上查找资料，但被家长不问缘由地禁掉，孩子闹情绪是正常现象。所以说有的时候当孩子出现情绪问题时，要看看是否有始发因素。家长也要提高自己对孩子情绪和行为的感受性，及时察觉孩子情绪和行为的异常，多和孩子沟通，构建和谐亲子关系。

主持人：如果建立好了规则，孩子不遵守，家长是不是可以批评孩子呢？

周芳：也不能直接就批评，家长首先要和孩子沟通，重申这个规则的原因和意义。有的时候孩子可能一开始也会有情绪，但是当他看到家长对他的尊重，明白和理解规则背后的意思，孩子会慢慢愿意去遵守的。

主持人：有听友问，她说她只要一提到孩子学习问题，她就焦虑，甚至会愤怒，很易怒。

周芳：我不清楚这位家长提到的学习是指哪方面，是学习成绩还是学习态度？如果只是孩子的学习成绩没有达到您的预期，建议您和孩子多沟通，了解孩子学习中的困惑，并与其一起改进。了解问题背后的原因，其实也是家长消化不良情绪的一个过程。同孩子一起面对困难，解决困难，这也是孩子所期望家长对待自己的正确态度。切记，千万不要因为困难，把孩子推到了自己的对立面。

主持人：其实家长有时候可以把自己缩小，想象自己当初在孩子这个年龄段的时候的样子，同孩子现在来对比。这样或许更能体会到孩子的心情和需要。这是否算是一种感受性？

周芳：是的，感受性是由心而发的一种感应和接纳。家长的感受性就是对孩子需求的一种感同身受的保持。家长通过对孩子情绪和行为的一种感受，更加体会和了解到孩子的心理，明白孩子其实是希望父母能同自己坚定站在一起，一起去面对问题和解决问题。因此，倾听孩子，倾听自己，共情孩子，共情自己。

主持人：有听友问，好像很多母亲都比较会发火，是不是？因为总有一个不靠谱的父亲，可以说这是一个普遍的现象，说我们该怎么办，做妈妈真的是挺辛苦的。

　　周芳：我们经常会听到"焦虑的妈妈后面，其实常有一个不靠谱的父亲"。这反映了一些家庭中爸爸缺失的问题，但也不是全对，这取决于爸爸对孩子成长参与程度的问题。妈妈与孩子的联系从怀孕就开始了，妈妈可以感受到肚子里宝宝的每个胎动，10 个月的孕期，妈妈与孩子已经建立起了亲密的联系。而这段时间，爸爸对孩子的真正感受是缺失的。爸爸对孩子的感受要孩子出生起才慢慢开始建立，在孩子的成长过程中，通过不断地参与加深。如果从孩子出生那刻起，妈妈承担起来照顾孩子的全部责任，无形中就阻断了爸爸对孩子教育的参与，长此以往，爸爸的角色也就定位为"隐形的爸爸"。其实，在孩子的成长中，妈妈应该多多给予爸爸一起参与的机会，让爸爸和孩子多多相处，增强和加深爸爸的责任感。很多时候，尤其是男孩子，更需要爸爸所给予的规则感和权威。如果妈妈给予了爸爸足够和孩子相处的时间和机会，相信这个爸爸会成为最强的"合作伙伴"。爸爸积极参与孩子的成长过，妈妈在孩子的成长中就不会再独自焦虑。

　　主持人：妈妈的焦虑，其实身体的疲惫也是一个主要的原因，对吗？

　　周芳：确实是的。在育儿的过程中，特别是在孩子出生的第一年，给孩子喂奶，照顾孩子需要大量的精力，很多妈妈在这个阶段几乎付出了自己全部的精力，时间和睡眠被剥夺。这个时候如果爸爸可以给予支持和帮助，这一方面会大大缓解新手妈妈的焦虑，也增加了新手爸爸与孩子的相处，未来也会积极参与到孩子成长的每个阶段。

主持人：是否有一些具体的养育孩子方法？我们可以参照这些具体的方法来搞定孩子，让他们听话，并改掉身上的一些毛病。

周芳：我很难给出大家一些具体的养育孩子方法。我想告诉大家的是，最了解孩子的还是家长自己，家长对孩子的理解，对孩子情绪的感同身受是最关键的。每个孩子都是独一无二的，无法用固有的方法去教育不同的孩子。而且孩子从出生那刻起就有自己独立的思想，家长也无法完全控制孩子。与其努力控制孩子，不如尝试同孩子做朋友，坐下来认真沟通，感受孩子的情绪和想法，欣赏孩子成长中的每个阶段。

主持人：确实因为一句话这么说，爱就是深深的理解和接纳，我们应该就从理解和接纳自己的情绪开始。

周芳：是的，在理解和接纳我们的同时，也理解和接纳我们的孩子的不足。孩子的成长是一个漫长的过程，家长只需要在远远看着，不焦虑、不催促，把孩子当作一只慢慢爬行的蜗牛，给孩子足够的时间和耐性，让他能够欣赏沿途的风景，也能自由地探索，然后静待花开。

结束语：宋庆龄曾说："孩子的性格和才能，归根结底是受到家庭、父母的影响。"教育家雅思贝尔斯也曾说过："教育就是一棵树摇动另一棵树，一朵云推动一朵云，一个灵魂唤醒另一个灵魂。"真诚做我们自己，提高我们共情，倾听，抱持的能力，让我们慢慢学会做一个高感受型的父母吧。用我们的感受性，去察觉孩子的情绪和行为，也去觉察我们自己，慢慢了解我们自己。

作者介绍

▶ **周芳**（精神科四病区 主治医师）

心理咨询师

擅长项目：精神分裂症，各种痴呆，双相情感障碍，抑郁，焦虑等的诊断和治疗。

中考、高考如何将心理状态调整到最佳状态

又到一年考试季，尤其是中考、高考这种选拔性的考试，学生和家长都面临着来自各方的压力，心理平衡容易打破，影响到考生正常水平的发挥。在重要考试前如果遇到心理方面的困惑、焦虑等，如何消除这些负面因素，调整到考前最佳状态，将至关重要。

一、大考前，孩子的负面情绪及调试

主持人：大考之前，孩子会有哪些压力？

胡满基：心理上，担心自己考不好，达不到父母的期望，家长适度给孩子减压，考前不宜强调考试目标，正常参加考试就是很棒的；身体上，长时间紧张学习，导致睡不好、身体疲乏，压抑，影响考试发挥，家长平时适度关心孩子生活，聊一些与学习无关的，引导孩子适度参与一些家务劳动，以积极的休息方式，转移孩子过度关注学习的压力。

主持人：备考、迎考期间可能会出现各种出乎意料的状况，比如晚上睡不着、白天醒不来，复习没有效率，该怎么办？

胡满基：中、高考对于每个人来说都是一种应激性的事件，大脑会表现过度兴奋或处于保护性抑制状态，从而出现睡眠紊乱，或

复习没有效率的现象。无论出现什么状况，首先需要家长稳住自己的心态，家长心态稳定了，对考生心态自然也会有锚定的作用。考生本人对于出现以上情况也应以正常的心态看待，不要惊慌，将这种现象视为自然，在应激状态下，人的能量会自动调节。

主持人： 为什么越临近考试，孩子反而疲沓不想学，学习没有效率？

胡满基： 此信号提醒考生考前精神过于紧张，大脑处于"保护性抑制"，需要适当调整休息，张弛有度，可以在学习间隙，安排孩子既往喜欢的一些非电子产品的活动，比如手工、身体舒展活动等。

主持人： 备考期间或考试期间，孩子睡眠规律乱：晚上睡不着，白天醒不来怎么办？

胡满基： 着眼当下，做好每天的复习，规律地过好考前的每一天。保持平常相对正常的作息，不过度熬夜，也不过度增加睡眠。让大脑处于稳定的模式中工作。

主持人： 考试将临，孩子一门心事学习，终日处于学习状态，对考试紧张恐惧，担心考前记得牢，考试记不清，甚至大脑一片空白。学习静不下心来，学习效率低，看不进书，记不住知识点，怎么办？

胡满基： 学会自我减压。考前家长或考生总会对考试目标充满各种期待，这是一个很重要的目标，是更早时期应该规划的事情，但不适合中考、高考前夕再为之苦思冥想，消耗考生的精力。此时，考生更多地保持良好、平常的心态，就能助力自己中考、高考发挥最佳水平。

保持平常化、轻松、愉悦的家庭气氛。孩子每天回到家，父母可以聊一些轻松的话题，例如聊自己、自然、动物或其他一些幽默、风趣的话题，不要追问孩子复习得怎么样，学校里备考的氛围以及节奏，已经足够紧张了。

情感支持，父母做好孩子的情感支持，关心到孩子人本身，可以给予孩子自然的拥抱、轻拍。当好孩子的贴心助手，耐心的听众。

主持人：在大考前，孩子会因为学校小测验或者模拟考试成绩不佳，对自己的能力产生怀疑，过度担心自己学得不够扎实，陷入持续的焦虑不安当中，甚至产生厌学，惶惶不可终日，该怎么办？

胡满基：坦然面对，保持平常心。面对复习阶段出现的高原现象，坦然面对学习水平在小范围内不断起伏，不用反复证明，这只会消耗自己的精力和信心。家长要相信孩子，考试有失误是必然，只是如何减少，状态稳定就可以最大限度地减少失误，父母相信孩子，就是给孩子稳定情绪加码。父母的信任将会给孩子带来积极的暗示，相信孩子跟着学校的节奏去复习备考，就可以将自己的擅长部分发挥出来。当前的时间也不再适合督促孩子跳高、摸高，否则适得其反，造成孩子的焦虑、担心，自我怀疑。考生强化自信，积极暗示。不管目前自己的水平处于什么程度，每个人都会有自己的优势和不足，跟随学校复习计划，每天肯定自己的收获之处，肯定自己的努力付出。通过良好的自我暗示，可以驱散抑郁、焦虑不安，激发动力。

主持人：考试将临，孩子出现各种身体不适症状：头晕、喉咙堵、肩膀沉、胸闷、气短、腹痛腹胀、吃不下饭、便秘拉稀等，怎么办？

胡满基：没有器质性疾病的躯体症状，提示孩子情绪过度紧张，家长可帮助孩子缓解过度紧张的情绪。考生本人也可以从调节情绪着手，让自己保持适度的紧张状态。

情绪优化策略：

1．变换角度看问题　人的学习生活中，情绪扮演着十分重要的角色，如果说情绪是染色剂，将人们的学习生活染上了各种各样的色彩；那么变换角度看问题则是调色盘，它可以决定着将染色剂最终调成什么样的颜色。为了将情绪颜色调整到最佳色彩，我们还可以做些什么呢？

2．保留小兴趣　听听音乐、唱唱歌，哼哼小曲。

3．适量的运动　复习间隙，伸伸腰，做个俯卧撑、平板支撑，来个卷腹操，偷偷地做个嘴角往上弯的动作，用身体带动我们的情绪，用心体会身体动作带来的积极的心理感受。

4．做一些看似没有用的事情　和同学瞎扯、与家长闲聊、抬头看看天空，低头看看小花小草，望望窗外的小动物，等等，怀着欣赏的心情感受周围的一切。

5．做一下放松练习　每天用相对固定的时间做2分钟呼吸放松，或者积极想象。

二、大考前，家长如何调试心态

主持人：面对中考、高考，家长的心态很重要吗？

胡满基：是的。无论家长消极情绪还是积极情绪都会在孩子那里呈现放大的效应，家长过度焦虑对孩子只会有弊无利，扰乱考生心态；家长发自内心的一种镇定，这样孩子就可以"稳坐中军帐"了。

主持人：家长可不可以关心孩子的学习安排情况？应该如何关心孩子的学习？

胡满基：家长做好考生的生活照料，学习跟着学校进度，即是正常的生活节奏，不要变化生活习惯，做好孩子生活助理，但不要过度介入，对于孩子有求必应，不求不应。不要过分关心孩子，不要过度体贴。不要有消极的暗示性语言：你紧张吗？你睡得好吗？你吃饱了吗？会挑动孩子的不安情绪。饮食保持清淡，营养均衡即可。

主持人：如何面对孩子的自暴自弃"反正我不行，复习也没有用"？

胡满基：有如此想法的孩子恰好反映了孩子对自己是有期待的，只是，当下大考之前根据自己以往的成绩，孩子感到无力、无望。家长不要去打击孩子，需要积极肯定孩子对自己有期待，鼓励孩子正常备战考试，参加也是一种经历，让孩子不辜负自己十几年的学习生涯，尽自己的力就可以了。

主持人：如何面对孩子"如果我考得不好怎么办"？

胡满基：备考阶段，以及考试进行中，家长的回答会在一定程度上影响孩子备考或参加考试的心理状态。此时家长以下两种回答均不可取："没关系，考不好就考不好""考不好就完蛋了"。首先，家长要让孩子感受到自己对孩子的这个问题是抱以认真的态度；其次，真诚地回答孩子，考不好的确大家会难过，但不是灾难，未来有很多可能性，考试只要尽心尽力就可以，不留遗憾。

三、大考期间，注意事项

主持人：陪考期间，家长需要注意哪些事项？

胡满基：考试应对提前准备好考试用品，熟悉路线。应考时的心态，考完一门扔掉一门，不对答案，好好休息，准备下一场考试。照顾好孩子的生活，帮助孩子放松心情：拍拍孩子，或者以孩子习惯的方式，或幽默、轻松的方式关心一下孩子，比如说声"辛苦啦"。及时照顾好孩子考试期间的生活，考前最好让孩子知道这期间的生活安排，让其对自己的生活有知情权和掌控感，不要询问考得怎么样。不要督促孩子赶紧复习下一场考试。

主持人：考试期间，孩子吃穿应注意什么？

胡满基：吃的方面，请尽量食用熟悉的食物，清淡，量适度。着装方面，一般是穿校服，或穿自己熟悉、舒服、放松的衣服。

主持人：考试期间，孩子生病了怎么办？

胡满基：家长和孩子肯定都会着急，家长先要稳住自己的情绪，及时带孩子去医院诊治，宽慰孩子，没考好也没关系，身体要紧，尽力就可以，让孩子放下心理的包袱。

主持人：考试进行中，家长应该注意一些什么？

胡满基：家长不要揣测孩子是否考得好坏，更不要抱怨孩子，挖苦孩子，适当宽慰孩子。考试进行中，适宜将影响孩子考试不利的因素外归因、淡化，减轻其焦虑担心，避免其自责自疚，影响下一场考试。家长需要帮助孩子关注此时此刻，将注意力转移到积极备战下一场考试，做到充分的休息。

结束语：父母心态一定要保持稳定性，父母心态做到 1 分的稳定，孩子将会有 5 分的稳定。父母看到孩子状态有浮动，孩子有身体不适，焦虑情绪等，父母先不要慌乱，不要害怕，正规寻医问药。在应激状态下，人的能量会自动调节，父母不要为了这个焦虑,不要给孩子增加心理负担。考生更应该保持良好、平常的心态，就是助力自己中考、高考发挥最佳水平！

作者介绍

▶ **胡满基**（精神科七病区、儿童青少年精神心理科 副主任医师）

在读博士，国家二级心理咨询师，心理治疗师，中国 EMDR 学组注册治疗师，绘画心理分析师，沙盘游戏治疗师，中国药物滥用防治协会青年专家委员会首届委员会委员，上海医学会儿少精神医学组委员。

主攻创伤经历对个体心理的影响与治疗。擅长运用创伤视角下对抑郁、焦虑以及亲子关系不良的心理治疗；以及精神科常见疾病的诊治，尤其在焦虑障碍、应激相关的及躯体形式障碍，心境障碍，青少年情绪障碍，以及物质滥用相关障碍的诊治及擅长认知心理治疗、创伤心理治疗，焦点解决短期治疗等心理治疗技术。

第二部分

情绪类

抑郁症到底离我们有多远

随着社会飞速发展，抑郁症逐渐进入大众的视野，它涉及各年龄和阶层的人群。有些人出现显著而持久的心境低落，闷闷不乐，悲痛欲绝，甚至出现自伤、自杀行为等典型的抑郁症状。轻则可自愈，重则需要心理危机干预及抗抑郁药物治疗。只有"早发现、早诊断、早治疗"才能有效控制抑郁症，减少复发复燃风险。

一、抑郁症的假说

主持人：人为什么会得抑郁症，"江湖上"有各种传说，医学上称之为"假说"。关于抑郁症的假说，您怎么看？

孙喜蓉：抑郁症是目前最常见的精神科疾病之一，从病因学上来讲，有生物、心理、社会的因素。生物学因素中单胺类神经递质（如去甲肾上腺素、五羟色胺和多巴胺）相互联系，调控情感、认知以及行为；心理社会因素同人格特征、所遇到的社会事件（如负性生活事件、应激事件）等是密切相关的。

二、抑郁症的表现

主持人：闷闷不乐、失眠或者对有些事情过度焦虑，是否属于抑郁症的一种？

孙喜蓉：抑郁症常常以显著而持久的心境低落为主要临床特征，且心境低落与其处境不相称，临床表现可以从闷闷不乐到悲痛欲绝，甚至发生木僵；可有愉快感缺失、疲劳，兴趣缺乏及其他症状，如睡眠障碍、食欲减退、性欲下降、自责自罪、自信心下降，注意力下降等一系列症状；部分病例有明显的焦虑和运动性激越；严重者可出现幻觉、妄想等精神病性症状。部分患者存在自伤、自杀行为，甚至因此死亡。抑郁障碍单次发作至少持续两周，常病程迁延，多数病例有反复发作倾向，每次发作大多数可以缓解，部分可有残留症状或转为慢性，可造成严重社会功能损害。

主持人：听众陈女士说，她身体很累不想动，而且对什么都没有兴趣，学什么都记不住。她想问一下她这个属于抑郁症吗？

孙喜蓉：依据抑郁症的诊断标准，医学上要综合考量症状的质和量。除了抑郁症的核心症状和其他症状外，病程达到至少两周。

主持人：部分病例有时会有运动性激越，我们应该如何理解运动性激越？

孙喜蓉：运动性激越主要是坐立不安，无法静心做事，非常焦虑，时常搓手，来回走动，且容易发脾气，容易火冒三丈，如同一根导火线一样一点就着。

主持人：抑郁症患者是否情绪变化比较大？一会儿闷闷不乐，接下来很可能就出现暴躁、焦虑等，和之前迥然不同的一些表现。

孙喜蓉：抑郁症患者的情绪稳定性比较差，容易情绪低落、兴趣缺乏、疲惫、精力不济，有时还表现焦虑、紧张、害怕。焦虑是由于对未来一些不确定的因素而产生过度的担心、害怕。

抑郁症其实并不可怕，除了寻求医生的专业帮助，患者本身的自助也很重要，教会患者自助的一些方法或者自我调节，对病情的康复非常重要。因为即使有专业医生的帮助，每周看一次门诊，但平时主要还是要靠自身的努力，包括调整认知，对疾病的治愈要有信心。

抑郁症的确诊需要到专业的医疗机构，专业的科室进行专业的、全面的评估，避免延误病情。

三、抑郁症的诊断标准

主持人：对于抑郁症的诊断，是否有严格的诊断标准？

孙喜蓉：根据 ICD-10 诊断标准：心境低落、兴趣和愉快感丧失、易疲劳是最典型的抑郁症状。其他常见症状是：集中注意和注意的能力降低；自我评价和自信降低；自罪观念和无价值感；认为前途黯淡悲观；自伤或自杀的观念或行为；睡眠障碍；食欲下降。

在抑郁症诊断中，核心症状一般都要满足相应的条件。轻度抑郁，核心症状要满足两条，其他症状要满足 2 条；中度抑郁；核心症状需满足两条，其他症状要满足 3~4 条；重度抑郁，核心症状要 3 条都要满足，其他症状至少要 4 条以上。病程必须大于两周。社会功能，包括工作、学习、生活，社交等受到不同程度的影响。

主持人：患者诊断过程中，是否会做一些类似于像心理测试的题？

孙喜蓉：抑郁症患者在诊断过程中需要做一些心理测试，如汉密尔顿焦虑量表，汉密尔顿抑郁量表。一般会采用两套系统，患者自我评价的心理测试及专业医生进行的心理测试，通过两套系统（患者自我的体验和医生的专业的判断的匹配度）综合评估抑郁和焦虑程度。

四、抑郁症会遗传吗

主持人：通常我们会说很多的精神系统疾病可能会与我们的原生家庭的环境有关。这样理解的话，抑郁症是否会遗传呢？

孙喜蓉：抑郁症是一个遗传度非常高的疾病，仅次于孤独症。研究显示，双相情感障碍患者的一级亲属（父母、子女、兄弟、姐妹）双相情感障碍发病率较正常人高 8~18 倍，抑郁症发病率较正常人高 2~10 倍；抑郁症患者的一级亲属双相情感障碍发病率较正常人高 1.5~2.5 倍，抑郁症发病率较正常人高 2~3 倍。双生子同胞的患病率也可以高达 40%~50%，早发抑郁症（发病比较早，30 岁之前就有发病）及反复发作的抑郁症患者，研究发现有明显的家族聚集性倾向。

五、抑郁症和孤独症的区别

主持人：抑郁症是一个遗传度非常高的疾病，仅次于孤独症。抑郁症和孤独症有什么不同？

孙喜蓉：孤独症以儿童孤独症居多，一般三岁之前起病，临床上成人孤独症也有。孤独症的儿童主要表现为社交困难、兴趣狭窄、刻板动作，喜欢生活在自己的小世界里，被称为"来自星星的孩子"。

六、抑郁症发病率及其原因

主持人：抑郁症的发病率有多少？

孙喜蓉：世界卫生组织（WHO）的调查显示，抑郁症的患病率呈现快速上升趋势，目前全球约有 3.5 亿抑郁症患者，终身患病率为 10%~20%，预计到 2020 年抑郁症将成为全球疾病负担仅次于心脏病的人类第二大疾病。抑郁症的高发病、高复发、高致残的特点，已严重困扰着人们的工作、学习、生活和日常人际交往。抑郁症是一种非常严重且普遍的精神疾病，中国健康教育中心心理健康调查显示：超过 50%的职业人群处于抑郁状态。2014 年 *Nature*《自然》杂志报道了全球抑郁症流行病学情况，其中中国抑郁症患病率为 3.02%。若以 3%的普通人群患病率推算，13 亿中国人中约有 3900 万抑郁症患者，但真正接受抗抑郁有效治疗的比例不足 10%。正视抑郁症并对其进行有效的治疗，才是减少疾病带来伤害的最有效的途径。

主持人：为什么我们有超过 50% 的职业人群是处于抑郁的状态？

孙喜蓉：现在社会压力越来越大，社会竞争越来越强，社会的节奏也越来越快快，人们的生活在无形中产生了比较。如有焦虑抑郁这种人格特征的人，会在这种长期的精神压力和工作压力下，长期处于一个心理疲倦的状态，逐步出现了睡眠不良，食欲下降、焦虑抑郁情绪等一系列的问题。

主持人：争强好胜是人们常有的竞争心理，但是如果没有在很好的估量自己能力的前提下，去随意的攀比、比较，其实也是属于一种人格的易感性，是吗？

孙喜蓉：如果没有自我很好的评估，没有对自己的能力和实际情况有很好的认识，盲目与人比较，常会导致自己的心情压抑。因此需要先对自我的能力进行一个全面的、综合的评估，包括性格特点、外部环境、周边资源等。抑郁症患者往往会选择性概括，有一种错误的或者是认知的偏差，就单某方面进行比较，这种比较得出的结论，往往会造成情绪抑郁、焦虑。

主持人：抑郁症为什么有高发病、高复发、高致残的特点？

孙喜蓉：抑郁症的发病率是非常高的，据研究统计，抑郁症首次发作，如果不经过药物治疗，大约有1/3患者在一年内复发，50%的患者在疾病发生后2年复发，75%~80%的人可能在5年内会复发。而且抑郁症的患者如果没有经过有效的治疗的话，有时残留一部分的症状会影响到工作、学习和生活，造成社会功能的影响，所以抑郁症是高发病、高复发、、高致残。积极有效的、持续规范的、全病程的治疗可以有效地降低抑郁症复发率。

主持人：抑郁症致残怎么理解？

孙喜蓉：致残是指工作、学习、生活等社会功能受到一定程度的影响，不能像正常人一样上下班，影响了他的工作效率、学习效率。初发病如果能够有效治疗的话，相对预后好一点，如果没有合理的治疗，容易反复发作，复发率越来越高。这点说明首发患者就要进行系统治疗，多次复发容易加重病情，相应的一些社会功能就会受到一定的影响，所以在全病程治疗的时候，反复发作三次以上的，基本上都是要终身长期治疗。是否需要终身服药，还要结合抑郁症的严重程度，如果中重度的话，还是要坚持长期服药。

主持人：为什么会复发？可能这其中有个因素就像你说的不当用药、停药也是有关系的？

孙喜蓉：如果不坚持服药，一旦外部环境变化，激发一些诱发因素，加上素质因素（素质因素即人格特征，如焦虑、容易抑郁、内向自我封闭）等，在诸多不良因素（危险因素）中，丧偶是一个非常重大的抑郁症发病的危险因素。还有一个持续因素，这类患者往往缺少很强有力的社会支持系统，比如说朋友不是很多，家庭关系不太好（夫妻、父母、子女）等等，不能给到他很好的疏导、情感上的支持等，这些患者就会容易复发。

主持人：抑郁症的发病中，是否与原生家庭有关系？

孙喜蓉：抑郁症的发病因素当中，除了基因的因素（生物学因素），环境（如家庭环境）对抑郁症的发病是非常重要的，特别是曾有过童年创伤的患者，其身体、心理随着年龄增长，特别是儿童青少年关键时期，心理遇到了障碍，遇到了问题，如果没有很好的调适，或者如父母没有教育调整，那么可能是他以后发病的因素之一。抑郁症并不可怕，它像高血压、糖尿病一样是常见病、多发病，还是能够可控、积极治疗恢复正常的。

抑郁症患者往往是动力缺乏，在治疗中我们希望每一个人成为自己的发电站，而不是储蓄池，能够自己产生无限的动力，拥有内在动力、正能量多一点。

同时，自律对于抑郁症患者有一定的重要意义，有计划性、有规律的生活对情绪稳定也是有好处，因为往往不确定的因素（缺乏掌控感）是引起焦虑、情绪低落的原因之一。

七、抑郁症的治疗

主持人：为什么会有那么多人不接受治疗？是因为他们不知道自己患抑郁症吗？

孙喜蓉：一个是可能知识普及的关系，另外一个可能是病耻感。因为现在普通大众对心理疾病还是有社会偏见，有病耻感，一般人们习惯能捂就捂，不希望去医院看病，真正要到非常严重，才被迫会去医院诊断、治疗，这样可能延误了前期的、最佳的治疗的时期。无论什么疾病，肯定是早发现、早干预才是最好的。

主持人：听友王先生说，前段时间失眠非常厉害，很想去看病，医生说，如果是看失眠的话，很可能就要在所属地居委会登记。很怕这种登记，就不敢再去医院看了。

孙喜蓉：这位听友可能有点担心多了，一般的睡眠障碍不需要到居委会登记。从我们的精神障碍患者的管理来讲，只有严重精神障碍患者，可能会影响到公共安全，才会作为疾病报备系统，到居委会进行报备，主要便于居委干部、精防医生等后期随访。

主持人：如果患者明白自己存在抑郁的问题，但还能坚持正常工作，这种情况下需要药物治疗吗？

孙喜蓉：如果能够正常工作、学习、生活，增加了与社会的连接，社会的沟通，其实对抑郁症来讲也是治疗方法。药物治疗要看严重程度，重度，我们建议是药物治疗，如果轻中度，可以通过自我的一些调适、转移注意力，加强运动、听听舒缓的音乐、瑜伽治疗，跟朋友沟通交流聊聊天。如果通过这些方式，能够把情绪调节得比较舒适，情绪能够激活，就没有必要采取药物治疗。药物治疗需要在医生指导下合理用药。

主持人：通过自身努力，比如说自己的意志力，或者培养各种兴趣爱好，能够让抑郁症自愈。

孙喜蓉：如果在自愈（自我疗愈）能力较薄弱的情况下，也可以寻求心理医生的帮助。除了自愈的方法之外，还可以用一些心理治疗。系统的心理治疗是非常有帮助的，但是时间相对比较长。我们目前常用的心理治疗有认知行为治疗，抑郁症患者往往存在很多负性的认知，如自我归因、消极归因、自责自罪、可以进行认知行为治疗，如果有家庭问题的，可以采用家庭治疗方法？

八、儿童、青少年也会抑郁吗

主持人：听众马小姐说，以前学生时代有一位平时非常开朗活泼的女生，因为抑郁自杀了，怎么会这样子呢？

孙喜蓉：确实是有一类抑郁叫微笑型抑郁，或者是隐匿型抑郁，就是说一个人的表面根本看不出他不开心，和正常人一样，开朗活泼，要把自己好的一面表现给大家看。其实他的内心世界非常抑郁了，消极自杀的念头都出来了。

主持人：为什么孩子们也会抑郁？

孙喜蓉：现在孩子的抑郁发病率确实非常高，像在我的门诊当中，儿童青少年的抑郁就非常多。因为现在社会竞争压力很大，我们的父母其实都是焦虑的父母，都有一些"望子成龙、望女成凤"的执念，孩子们学习压力也很大，现在补课也很多，外面的学习、做作业，有的甚至要做到很晚十一二点。然后在长期这些不良的因素，很大的学习压力下，父母的这些"望子成龙、望女成凤"，心理压力下会造成长期的精神紧张，会造成他的心理弹性下降，心理免疫力下降，然后就出现情绪低落、厌学。特别是像这次受疫情影响，学习方式改变，开学后有些同学不适应，不愿意去上学。在多因素作用下，儿童青少年的抑郁的发病率比较高。此外，大多父母出现了焦虑，教养方式也存在一些问题，现在很多都有家长群，每天在家长群里互相交流，变得非常焦虑，自然家庭氛围也是焦虑的，孩子们接受到的信息也是负性的，所以大环境及教育方式产生了问题。而且家长对孩子的一些期望值太高，与孩子本身的能力又不成正比，那么这样的话往往会产生很大的落差。

主持人：我觉得每当我们父母在拿别人家的孩子来刺激你们家孩子的时候，请你先问问你自己，当初怀孕的时候，你的初心是不是我只要生一个健康的孩子就好了？

孙喜蓉：在怀孕的时候肯定是希望生出来一个健康的孩子，但是出生之后就要和其他的孩子相比，人家的孩子怎么样，然后期望值又非常高，和孩子的能力又不相匹配。所以我们讲孩子出问题了，往往他的家庭出现了问题，教育方式出现了问题。

我们希望抑郁症患者的家人能够给患者多一点的理解和支持，能够帮助患者迅速的康复起来。

结束语：抑郁症可能只是一个情绪的重感冒，它的到来不是说让我们就是永远陷在痛苦的深渊，而是为了能够正确认识自己、了解自己、接纳自己，我们也希望大家能够经过风雨的洗礼，早日走出抑郁。当然如果说你无法自救自度，一定要寻求专业医生的帮助，因为抑郁它并非是与生俱来不可挑战的。

作者介绍

▶ **孙喜蓉**（精神科 主任医师）

教授，优秀学科带头人。

担任西部精神医学协会物理诊疗专委会副主任委员、中国中医药研究促进会精神卫生分会常务委员、中国女医师协会心身医学与临床心理学专委会委员、中国医师协会精神科医师分会物理治疗工委会委员、上海市心理卫生学会第六届理事会理事、上海市医学会精神医学专科分会委员、上海市医学会行为医学专科分会委员、上海市医师协会精神科医师分会副会长、上海市女医师协会医学科普专委会委员、上海市中西医结合学会精神疾病专委会副主任委员、上海市医院协会精神卫生中心管理专委会委员、上海市浦东新区医学会精神医学专委会主任委员。

从事精神科二十余年，擅长精神科常见疾病的诊治，尤其在抑郁障碍、双相情感障碍等的诊治及 rTMS 治疗有独到的见解。

我们对抑郁症的误解有多少

每个人都会有情绪低落的时候，这是抑郁，还是抑郁症？抑郁症只是简单的心理问题吗？是否可以通过调节自身来改善？你我对抑郁症了解有多少，是否有误解？

一、认识抑郁症

主持人：抑郁症和平时情绪低落或抑郁情绪，两者有什么不同或怎样界定？

赵楠：受干扰的假性抑郁症是存在的，真性抑郁就是通常意义上的抑郁障碍，属于精神科疾病。通过抗抑郁药物或结合心理治疗，足量足疗程治疗，大部分能够得到缓解或治愈。假性抑郁，顾名思义，具有抑郁障碍的临床表现，十分具有混淆性，抑郁情绪只是疾病表现的一个方面。

一名 46 岁的女性，经由门诊推荐到病房进行全面的评估。她 20 年前患有产后抑郁，家人笃信"一孕傻三年"，并未在意。在之后的岁月里，患者仍然情绪低落，懒言少动，渐渐地做事能力越来越差，本来是一名非常聪明的职业女性，最后连基本的文员工作都做不好，抗抑郁药物改善了部分的抑郁情绪，但是对学习和生活能力的下降却毫无起色。面对这样一个初看起来无明显异常的女性，46岁的年纪如何能与痴呆联系起来？但是她的认知评估分数已在边界线以下，提示痴呆。对患者进行头部磁共振扫描之后，发现海马萎缩。为了明确病因，患者接受了进一步的检测，最终通过临床表型和辅助检查，被诊断为临床可能的阿尔茨海默病。患者的抑郁情绪是阿尔茨海默病的症状之一。

主持人：您这个例子中患者的抑郁情绪是阿尔茨海默病的症状表现之一，所以是有干扰性的。那么这个是否是因为她体内激素的改变导致了抑郁症，没有及时医治，最后变成了脑部的疾病，这是否有关联吗？

赵楠：产后激素变化是一个正常的生理现象，不一定导致脑部疾病。而刚才病例中46岁的女性，时间发生在产后，最后诊断为痴呆，看起来虽有关联，但不能一概而论。

主持人：抑郁和抑郁症是一回事吗？

赵楠：抑郁作为一种情绪状态每个人都会出现，往往通过自我调节就会自行消退，不影响正常的生活。但是如果发展成为抑郁症，不仅会出现心情压抑、愉悦感缺乏、兴趣丧失的情绪波动，还会伴有食欲下降、睡眠紊乱、行为活动减少的躯体症状。患有抑郁症的人群，认知功能也会受到损害，因而出现思维缓慢、注意力不集中、工作效率降低、自我价值感缺失的情况。认知功能损害导致患者社会功能障碍，对患者的工作、学习、社会生活都造成严重影响，而且影响远期预后。

主持人：会不会有一些个案，一个平时看起来特别大大咧咧的人，但是一旦出现情绪问题，反而是最不能够扭转的？

赵楠：可能需要从不同的角度来理解这个问题。我想大大咧咧的人是一种性格随和、不计较、宽容大度、不容易急躁和发怒，所以情绪会表现比较稳定、乐观。但是一旦出现情绪问题，反而被人误解，认为他变了一个人，更不容易好转，可能存在大家对她/他的期待和别人不一样的因素，倒不一定是他/她本人的问题。

二、抑郁症的诊断

主持人：有听友问，抑郁症是不是就不高兴？

赵楠：抑郁症作为一种疾病，它对人的影响涉及方方面面。突出表现的是情绪上的不开心，还有其他如思维能力、工作效率等表现；觉得活着没意思，不想活，做事效率差。单纯不开心只能作为一个考量条件，而不能作为抑郁症的核心诊断标准，另外还需要评估不开心的严重程度、持续时间，以及与周围处境是否相称等因素。

主持人：有听友问，生活中没有兴趣爱好，总是心情不好，是不是同大脑中某些物质缺失或者说太多有关？

赵楠：目前我们在病因学上发现的现象是抑郁障碍患者脑内 5 羟色胺功能的低下或者含量的减少，表现为情绪不开心和兴趣减少，但具体减少的原因还不清楚。前面提到过，疾病的发生是与环境有关的，也存在生活环境不理想，没有条件培养乐观情绪和丰富兴趣爱好的可能性。

主持人：从刚才您举的那名 46 岁女性患者中，是不是说有的人虽然呈现出是抑郁症的症状，但是一个假的抑郁症？

赵楠：对，这就是医学上的诊断和鉴别诊断。有些是其他疾病引起，却表现出抑郁症状，是继发的抑郁症状，或伴随现象，是器质性疾病导致的。所以我们只要治疗好原发的器质性疾病，伴发的抑郁情绪就好了。

主持人：抑郁症的表现具体有哪些呢？

赵楠：我们可划分为包括情绪和行为在内的心理症状群、躯体/生理症状群，以及认知功能损害等几个维度，实际上又是交互影响的。通常表现心情压抑、愉悦感缺乏、情绪丧失等情绪波动，还会伴有食欲下降、睡眠紊乱、行为活动减少等生理躯体症状。认知功能损害表现为思维缓慢、注意力不集中、工作效率降低，继而出现自我价值感缺失，觉得自己一无是处，甚至拖累家庭，以及影响正常的社会功能，也就是对学习、工作、生活都会造成严重影响。

主持人：平时还可以保持情绪稳定，但遇到一些不顺心的、或者想到一些不开心的事情时，会情绪低落，这是否也是抑郁？

赵楠：偶尔的情绪低落，是一种正常的情绪反应。抑郁作为一种情绪状态，每个人都会偶尔出现，只要不是持续低落，且不超过2周，与处境协调一致，往往通过自我调节就会自行消退，不会影响正常的生活。

主持人：什么样的人群是抑郁症重点关注人群？

赵楠：2020年8月31日，国家卫生健康委办公厅发布了《探索抑郁症防治特色服务工作方案》，旨在初步形成全民关注精神健康、支持和参与抑郁症防治工作的社会氛围。该方案强调，重点人群包括青少年、孕产妇、老年人、高压职业人群。

主持人：平时你们是怎样确诊他就是抑郁症患者的？

赵楠：抑郁症有严格的诊断标准，应当由医生按照目前国内临床医生使用的诊断标准（ICD10诊断标准），根据发病程度和时长来给予确切诊断。一般来说，对于抑郁症诊断需要满足两条以上的核心症状（情绪低落、兴趣减低、精力疲乏）和两条以上的附加症状（集中注意的能力下降、自我评价和自信降低、认为前途黯淡悲观），且要求病程持续时间超过 2 周及症状影响正常生活和工作才能确切诊断，当然还要排除其他精神疾病。抑郁症最常见的早期症状表现在睡眠障碍、躯体不适（如胃肠道症状、易疲劳）、工作学习能力下降。所以大家不必一有抑郁情绪就很紧张或者担心。

主持人：为什么会首先出现胃肠道和睡眠的问题？

赵楠：最近科学家提出一个"脑肠轴"交互作用理论，就是大脑的一些神经递质改变，在胃肠道也会有类似的发现，所以很多疾病的早期表现一般都会有睡眠问题和食欲不振、便秘等胃肠道不适的表现。睡眠障碍的表现一般有两种，一是入睡期延长，二是睡眠维持期缩短。正常人上床后一般半小时内入睡，而抑郁症患者可能两三个小时也没法入睡。正常人的睡眠一般需要 6~8 个小时，而很多抑郁症患者可能睡一两个小时就会醒。重度抑郁症患者最突出的表现就是早醒，甚至早上 4 点多起床。个别严重抑郁障碍患者会选择在早晨 4~6 点自杀，正是因为这个时间段，睡眠问题困扰导致负性情绪加重，家属监护也比较松懈的时候。

主持人：那么抑郁症和精神病到底是一回事情吗？

赵楠：精神卫生的角度来讲，一种是精神分裂症，一种是重度抑郁症，轻度抑郁症不属于精神残疾的范畴。有很多重度的抑郁症患者会出现精神病症状，表现为虚无妄想等。严重的抑郁症患者，如果早期干预，一般不会出现精神病症状。所以从现实检验能力这个程度来说，轻度抑郁症患者保持较好，而精神疾病患者可能就会受损严重，与环境脱节，也就表现的社会功能下降明显。

主持人：很多女性产后比较容易出现抑郁，那产后抑郁和抑郁症是一回事吗？

赵楠：产后抑郁是在分娩后的第一周出现的明显的抑郁症状或典型的抑郁发作。之所以会出现产后抑郁，其一同分娩后血中激素水平剧烈变化有关；其二是心理社会因素，包括产妇人格特征、分娩前心理准备不足、产后适应不良、产后早期心绪不良、睡眠不足、照顾婴儿过于疲劳、产妇年龄小、夫妻关系不和、缺乏社会支持、家庭经济状况、分娩时医务人员态度、婴儿性别和健康状况，等等；如果家族里有人患有抑郁症或者精神疾病也是重要的危险因素。产后抑郁的母亲往往不能有效地照顾好婴儿，患者会感到自责自罪，严重者甚至会伤害婴儿。有研究显示既往有抑郁史者产后抑郁概率为 25%，既往有产后抑郁史者再生产的产后抑郁概率为 50%。所以女性生产后注重身体健康的同时也要关注自己的情绪健康。作为产后女性家人不应突然懈怠，更应关注产妇的情绪变化，给予足够的照顾，并分担孩子的养育工作，使产妇保持健康的身体状态及愉悦的心情，从而预防产后抑郁的发生。

主持人：有听友问，为什么会时而抑郁，时而开心，有点喜怒无常？

赵楠：抑郁症分为两类，单相抑郁和双相抑郁。心境持续不稳定，反复交替出现心境高涨与低落，但程度均较轻，不符合躁狂发作或抑郁发作时的诊断标准，我们称之为"环性心境障碍"。心境高涨时表现为十分愉悦，活跃和积极，且在社会生活中会做出一些承诺；但转变为抑郁时，不再乐观自信，而成为痛苦的"失败者"。随后，可能回到情绪相对正常的时期，或者又转变为轻度的情绪高涨。一般心境相对正常的间歇期可长达数月。这种不稳定一般开始于成年早期，呈慢性病程。由于心境波动的幅度相对较小，且心境高涨时期令人愉快，甚至可能较轻易获得商业活动的成功，取得较好的工作业绩，进行更多的艺术创造，因此往往不能引起注意。然而，环性心境的患者由于心境不稳定的特点，使其难以保持较好的工作、学习状态，导致经常变换工作、住所，不断地经历失恋或婚姻失败，甚至酒精或药物成瘾。很少因此而就医，常常被解释为"脾气不好"或"喜怒无常"。

三、抑郁症的治疗

主持人：抑郁症是否是如同感冒一样，所有人都有可能会得，还是只是在部分人身上才会得这个疾病？

赵楠：从现有的流行病学调查结果来看，50%的抑郁障碍患者终只身发作一次，也就是像感冒一样，好了也就好了，不会再受这个疾病的苦恼。但是我想多谈一点的是，抑郁症其实是发病率比较高的，文献记载，全球超3亿人受抑郁症困扰，到2030年，抑郁症将在全球疾病总负担中排名首位。据世界卫生组织（WHO）报告显示：中国有超过5400万人患有抑郁症，占总人口的4.2%。抑郁症是一种非常严重且普遍的精神疾病，中国健康教育中心心理健康调查显示：超过50%的职业人群处于抑郁状态。

主持人：如果一个人已经出现刚才所说的没什么太大兴趣爱好，总是会不高兴的症状，建议大家还是要去找专业医生看看。大家可以把它当作同感冒一样的常见疾病，每个人都会患病，患病并不丢人。

赵楠：是的，抑郁症是一种像高血压、糖尿病一样的普通的疾病，不需要觉得不好意思，有病耻感。可以当感冒一样来对待它，争取早日将负性能量、负性情绪释放出来，更好地工作、学习和生活，家庭会更加和谐。

主持人：如果患有抑郁症，是否可以不吃药，而是通过其他方式来振奋或改善？

赵楠：病因复杂的疾病其实说明治疗方法也多样化，可以通过非药物的方式来振奋或改善情绪。是否需要药物治疗还需要临床综合评估。首先抑郁障碍分轻、中、重三个不同严重程度，世界卫生组织重点关注重度抑郁症（MDD）有明确的评测指标，如汉密尔顿抑郁量表 17 项，测试分数大于等于 17 分，就明确的表示程度严重，需要住院治疗。但如果是轻度抑郁障碍，可以在结合心理疏导或转变患者的一些生活方式，如好好休息，健康饮食，加上适当的运动进行有效的预防，会增加神经递质分泌，患者也会更好地从负性的能量、负性情绪中解脱出来。但如果被确诊为重度抑郁症，建议还是到专业的医疗机构进行相应的干预治疗。

主持人：为什么抑郁症开始接近青少年了？

赵楠：近年来，抑郁症有明显的低龄化趋势。有研究显示，中国 10~24 岁青少年、青年抑郁症患病率在 2005~2015 年显著增加，已接近全球青少年抑郁症患病率水平（1.3%）的患病率，女性高于男性，且随年龄增加而增高。具体病因并不清楚，可能存在很多影响因素，主要有压力、环境和遗传。

主持人：你觉得青少年怎样来预防抑郁症？

赵楠：目前专业的临床指南提示，父母要懂得控制情绪，理性教育孩子，尤其在严厉批评儿童之后，学会换位思考，学会"先低头"，不能给孩子造成一种家长都是对的、孩子都是错误的想法。要试着改变交流沟通方式，多鼓励孩子，找到孩子身上的闪光点；加强对孩子的关注，挖掘孩子感兴趣的事，多给孩子创造快乐情绪。

　　一个健康的家庭，父母不仅要关心孩子吃饱穿暖，更要关心孩子的身心健康，创造良好的家庭氛围，让孩子感受爱，并且学会给予爱。对于青少年自身而言，要多与人沟通，生活规律，多运动，目前普遍认为运动是预防抑郁的重要途径。许多年轻人习惯网上查询相关信息，发现自己有抑郁情绪，应及时调整心态，放下"病耻感"，找朋友、父母、老师沟通，更应该及时就医。"所有的疗愈，都离不开爱。"

　　主持人：有听众问，抑郁症这个话题，药物会不会上瘾？如果自行停药，会有什么危害？

　　赵楠：抗抑郁药物已经被证实是抑郁症尤其是中重度抑郁症（MDD）的有效治疗方法，在各个国家的抑郁症指南中被作为一线的首选推荐。抗抑郁药不是成瘾的药物，药物成瘾有两个标准，一是患者对药物产生了生理上的依赖，一旦停用，就会出现焦虑、恶心等症状，就会想办法再去使用它，以得到快感。而抑郁症患者一般不会对抗抑郁药产生渴求服用的心理。二是耐受性，药物成瘾后，用量会越来越大。抗抑郁药物的治疗效果会一直存在，到后期的维持期时，药物剂量还会减少。

　　主持人：患者具有药物耐受性后，是不是会将原来一片的用药加到两片或者两片以上？

　　赵楠：精神科药物治疗的一个原则是早期用药，足量足疗程，但是用药有个滴定过程，如果药物的最大剂量是两片，我们会从半片起，逐步增加到两片。当然不同的患病程度，选择药物的剂量也不一样。

主持人： 有听友问，我总是情绪低落，怀疑自己得了抑郁症，抑郁症一般是如何治疗的？

赵楠： 从患者角度来说，自己或是亲人一旦出现抑郁症状，要立即采取行动，不能拖延。首先到正规的医院接受完整评估和系统治疗，要和医生讨论，不能擅自加减或改变药物服用。

从疾病角度来说，抑郁症也分为轻度和重度，轻者如感冒一样，当事者通过积极的自愈机制而得到修复，大约有三分之一患者不治疗，最后也会逐渐痊愈。其余三分之二患者借助心理治疗疏泄通道，也是作为药物治疗的辅助方法，主要是改变患者的不良认知模式，进而可以减轻抑郁。对于中度和重度的抑郁症患者，则需要及时的抗抑郁药物的治疗，必要时还需要无抽搐改良电休克（MECT）治疗尽快控制消极情绪，减少自杀行为的风险。

主持人： 抑郁症会复发吗？

赵楠： 50%的患者终身只发作一次。有过第二次发作患者75%~80%的患者会再次发作。持续、规范的全程治疗可以有效地降低抑郁症复发。

结束语： 抑郁症是常见的多发病，可控可治疗，我们要对这种疾病治疗要充满信心，放下病耻感。一旦意识到自身无法调节抑郁的情绪或者难以解决一系列的心理问题，请一定寻求专业的心理咨询或专业的精神卫生机构就诊，来疏导患者或家庭成员的不良情绪，还大家一个温馨家园。

作者介绍

▶ **赵楠**（精神科六病区　主治医师）

二国家级心理治疗师、国家级司法精神鉴定师；

目前独立主持课题 3 项，浦东新区优秀青年医生项目，浦东新区区科委课题一项、上海市卫健委课题一项，均为抑郁障碍方向；

2019 年去德国海德堡大学访问学习。

探索身体和情绪的秘密

现代社会对于健康的定义不仅包括身体的健康，更包含心理的健康。而情绪是人类心理活动的主要内容，是心理健康的重要标志，身体和情绪如何相互影响？

一、身体和情绪的秘密

主持人：当我们的身体出现不适的时候，很多人会担心身体健康出现了问题，会立即选择就医。可是很多时候尽管是做了全面检查，也无法找出病因，身体的不适感却没有减轻。在您的临床工作中是否也碰到这样的一些来访者？

赵蕴晗：在平常的门诊工作中，确实有这样的一部分来访者，他们其实并不是主动来心理科就诊，大多数是内科医生确实无法治疗，而推荐他们来心理科尝试。这些来访者以及家人其实也不能理解为什么，所以在门诊中，我们医生会尽量倾听他们的问题，更多地去关注他们的情绪，这一类来访者通常是情绪的问题影响到了身体的功能。

主持人：那么，这一类来访者有一些怎样的共同表现或者特点吗？

赵蕴晗：这一类患者表现出的症状可以涉及任何器官和系统，有时还涉及多个系统。临床上常见的躯体化症状包括有：心血管系统的心慌胸闷、发作性心动过速等；胃肠道系统的胃胀、胃痛、食欲下降、消瘦、腹泻等；呼吸系统的呼吸急促；神经系统的头晕、头痛及躯体其他地方的疼痛；全身症状的慢性疲劳、失眠等。症状真实难受，让患者感到很痛苦，影响了他们正常的生活学习和工作状态，他们大多去综合性医院，反复要求医生给自己做检查，甚至去多个医院重复检查。个别来访者自费完成 PET-CT 的全身检查均显示没有问题，但症状仍然持续存在，身体的不适是他们的痛苦之一。第二个痛苦是家人的不理解，不被相信，容易被家人质疑是装病。

主持人：微信平台上一位朋友问，为什么情绪问题会直接反应在身体上？我想这也是我们在今天节目当中，赵医生要给我们科普的一个问题，没有躯体的问题，但是又真实地感受到了躯体的不舒服，这是怎么发生的呢？

赵蕴晗：这是一个很好的问题，为什么情绪会反应在躯体上？其实这样的一个状态称之为"躯体化"，即指患者、家属甚至包括医生过度的不恰当的关注躯体的症状。虽然患者一般都有心理、社会方面的矛盾或者冲突，但是他们倾向于不表现出焦虑、抑郁等负面的情绪，而是伴随各种各样的躯体不适。大家一定很好奇"躯体化"是怎么发生的？从医学生理来解释，是和人们的自主神经系统有关。当我们的情绪出现一些紧张、担心等负面情绪的时候，它会影响我们的自主神经系统中的交感神经，交感神经会兴奋，通过一系列神经体液调节，交感神经会释放儿茶酚胺，使得内脏系统器官发生一系列适应性的改变，如心率加快、血压增高等。如果这样来解释大家可能也觉得很深奥，我试着换一种方法来解释，举个简单的例子，大家有没有这样的经历，马上要上台演讲，特别紧张，当时是否有心跳加快，双手发抖、出汗，脸发烫等表现？如果量个血压的话，血压一定也是升高的，这都是人们的身体在紧张焦虑的情况下做出的适应性变化，或者可以说是保护性的变化，这样的变化是为了让人有更多的血液或者说能量供应给大脑或者肌肉，这是人类保留下来的和进化相关的应激机制。在原始时代，焦虑所产生的生理反应使人们提高警觉，以应对野兽的袭击，比如我们心跳加快是为了让肌肉注入更多的血液为战斗和逃跑做准备；呼吸急促是确保氧气的充分供给；尿意便意也是为了清空膀胱和结肠为身体减轻负担。进入现代社会，外界的威胁消失了，但这个反应机制保留了下来，所以当我们一旦处在非常紧张、非常焦虑、非常害怕、非常恐惧这样的一些负面情绪的时候，身体马上会有反应。这样理解的话，大家会发现我们人类的身体真的是非常忠诚、非常智慧。可以把"躯体化"理解成一个循环，心身是一体的，在抑郁焦虑等负面情绪下对躯体产生疑病性的体验，随后出现对身体感觉的选择性注意，对疾病的害怕不断强化，继发焦虑并伴发更多的躯体症状，形成一个恶性循环。每个人都有负面情绪，而容易躯体化的来访者不能正确感知情感性应激，或者对情感的表达受阻碍，取而代之的是对躯体不适的关注，对躯体症状进行负性认知加工和放大，却不能与相关情感问题建立联系。例如一个胸痛的来访者，胸痛的主诉替代了不愉快的情感体验，而胸痛本身使患者产生担心紧张，更加重了胸痛，形成负性循环。

二、如何评估身体与情绪相关

主持人：这样的来访者来到心理科医生这里一定会对你们寄予了很大的期望，那么你们会怎么评估他们呢？

赵蕴晗：到我们这里的来访者，首先还是要排除他确实没有器质性的问题，如果排除了器质性的问题，仍然有明显的躯体不适的主诉，我们会关注他们在症状出现前后的情绪，这就是我们的切入点。他们或多或少都会有一些紧张、担心、焦虑、痛苦、无助的情绪，我们医生在临床工作中做的很多的工作就是引导来访者去觉察到身体的问题，并不是因为真的身体出了问题，而是情绪影响到了身体。

主持人：微信平台上一位听友问，姑妈前两年50多岁，处于更年期，经常全身无力，怕冷心慌，家人认为是更年期正常症状。虽去各大医院做了一些检查，也没查出问题，家人就认为她很"作"，后来诊断为"躯体形式的障碍"。请问这同今天所讲的是否是一回事？

赵蕴晗：这位听友刚才提到的更年期，叫作更年期综合征，有生理的、有心理的。在生理上，女性的卵巢衰退，激素水平发生很大的改变，激素水平的变化会引起身体的变化，比如爱出汗，容易失眠，有时会莫名的烦躁；另外从心理层面来说，更年期意味着绝经，意味着女性开始进入老年了，女性的魅力减弱，确实会引起一些诸如焦虑的情绪，这些焦虑情绪确实很容易躯体化，所以这里我们期望多给更年期的女性们一些理解。这位朋友提到的这个"作"，其实对于很多来访者来说她更多是希望被家人看到，被家人理解，如果被家人看到理解了，她可能也不需要"作"了。很多时候，这类来访者把躯体的症状当成了自己的"语言"去表达。刚才这位朋友还提到了"躯体形式障碍"这个诊断，这确实是我们心理科的一个诊断。我们会对这一类以躯体不适为主诉的人进行诊断，如果他们的焦虑或抑郁的情绪特别明显，已经符合相应的诊断标准，就会被诊断为"焦虑障碍"或"抑郁障碍"。而另一类来访者，他们躯体的不适感觉已经持续了至少两年以上，而伴随的焦虑和抑郁的情绪又不足以让医生诊断"焦虑障碍"或"抑郁障碍"，我们就会诊断为"躯体形式障碍"。

三、调节情绪 改善身体

主持人：那在临床工作中有没有这样的来访者，当你说到去关注自己的情绪问题的时候，他们可能会很抗拒，下意识觉得自己很好，没有什么情绪问题，会有这样的一种逃避，或者不愿去直面现实的这种情况吗？

赵蕴晗：确实是有的，特别是男性，这可能也和我们大众的文化和认知相关。大家似乎会觉得好像承认自己情绪有问题或者有负面情绪，就显得不坚强，心灵很脆弱。当然我们也非常能理解他们，所以尽量给他们一个非常开放理解的环境，然后去耐心倾听，去询问他们整个生病的过程，在这个倾听和询问过程中去捕捉他们的情绪反应，"其实你看你刚才讲的，你的语速或者你刚才讲的某一点，我好像感觉到你似乎是有一些情绪的"。有了这样的沟通后，他们会慢慢静下来思考，然后承认："医生，你说得对，我好像真的是有这样的一个状态，好像被我忽略掉了。"

主持人： 每个人都会有负面情绪，我们尽管说情绪没有好坏之分，但总是会有正向的快乐的情绪，也会有很多负面的情绪。

赵蕴晗： 是的，每个人其实都有负面情绪，喜怒哀乐都有。对于这一类来访者，他们很难去感知这些负面情绪的变化，或者他们其实有这些感知，却不愿意去接受，也就是说他们好像不太喜欢去表达自己的情绪，常把自己的情绪压在心里，而取而代之更多地关注自己躯体的不适，把躯体症状的负性认知加工和放大，没有办法把身体的不舒服和情绪产生一个联系。

主持人： 微信平台上有位朋友问了，情绪的问题会影响身体的话，又该怎样去面对？

赵蕴晗： 首先要去识别和理解，识别非常重要，目前我们发现这一类来访者在综合性医院很多。有一份英国的研究资料，这一类患者的就诊次数会高出常规患者 50%，门诊和住院花费高出 33%。有一部分来访者一旦出现躯体的不适，如心慌、胸闷，可能就打 120 去医院急诊，到医院后做了相关检查又没发现问题，而来访者却还是担心自己的身体状态是不是心脏病发作。来我们临床心理科就诊的很多来访者是综合性医院的医生建议过来，因为这些来访者之前很长一段时间内都是在综合性医院各个科室就诊治疗的，相应科室也只能诊断为"特定的躯体疾病"，据此给予药物、手术等治疗方式，但是效果常常欠佳。比如消化科会有诊断叫"肠易激综合征"，就是一紧张就想要去大便；心内科会把总是胸痛、心悸的来访者诊断为"不典型胸痛""心脏神经官能症"；还有呼吸科的"过度换气综合征"，而五官科把总是耳鸣但又检查不出来异常的叫做"神经性耳鸣"，等等。而现在越来越多的这些科室的医生也意识到身体的不适一部分与心理的情绪相关，也会建议患者至心理科就诊。这些来访者我们还注意到一些共同的特点，其中很大一部分人在家里都是任劳任怨，为家庭为家人去奉献去付出，非常隐忍，这可能也和社会文化相关。我国长期受儒家文化的影响，儒家思想提倡隐忍、内敛，因此当有负面情绪产生的时候，首先想到的是家人，宁愿自己多付出，也不愿意让家人担忧。我会和来访者沟通："首先我们每个人都有负面情绪，我感觉到其实你很委屈，很痛苦，很难过，也很无助，似乎对家人还有一些不满，甚至有一些生气和愤怒，但是好像你又觉得不能对他们那样，因为他们也不容易，似乎每次出现这种情绪的时候，你就把你情绪打个包装在你心里的一个容器里，这样的处理看似负面情绪好像没有了，但是这些情绪是不会消失的，它一直在那个地方，这个容器的容积是有限的，总有一天会装满，装满了就会溢出来，是不是就影响你的身体了。"所以在日常生活当中怎样来释放自己的情绪，真的也是非常的重要，不然真会像容器一样，虽暂时存放，但越攒越多，终有一天会溢出来，或者爆发。

主持人：所以这也是您要教会大家怎样去表达和释放自己的情绪的原因，因为情绪一定是要有出口的。

赵蕴晗：对的，我们的情绪一定是需要有一个疏泄的途径。在我们的诊室中，我们会帮助来访者去看到去澄清他们的负面情绪，当他们无法再隐藏这些情绪时，会控制不住哭起来，把平时压抑的情绪发泄出来，有的来访者会因此觉得有些不好意思，难为情。其实，大家也知道，哭泣是我们情感宣泄的一个很好的途径。

主持人：微信平台上也有朋友在提问，像这类的疾病需要药物治疗吗？

赵蕴晗：是不是需要使用药物，我们需要先做评估，评估引起躯体不适的情绪的严重程度。一般能够引起这些躯体不适，多半是焦虑或者抑郁的情绪体验，如果情绪的严重程度高，持续时间久，已经影响了来访者的正常的生活状态，那我们会使用药物，因为药物能快速地作用我们的机体，改善情绪。如情绪得以改善，整个人放松了，会发现躯体的症状也慢慢消失。此外，我们还会进行一些心理方面的干预，我们会看到比如身体的不适后面是焦虑的情绪、抑郁的情绪，而焦虑抑郁情绪的背后还有一些和家庭或者其他相关的因素。

主持人：在你们临床工作上现在有一个系统的家庭治疗的模式，是吧？

赵蕴晗：是的，这个系统式家庭治疗的观念也体现在我们的门诊模式中，我们会鼓励家人陪伴来访者一起坐在诊室里，我们一起来做评估，一起探讨。我们刚才也提到说这一类来访者有不被他人理解的痛苦，所以鼓励家人一起坐在诊室里。我们刚才讲原因的时候，也会讲到为什么会产生这样的情绪，也跟家庭以及跟家人的关系，家人之间的这样一个互动的模式都有关系。这样也能让家人明白我们这个来访者其实真的不是作，也不是装病，他真的是很难受，真的很痛苦，这样能获得家人的理解和支持；同时，家人的参与也能帮助我们更好地去探究这个情绪背后的关系与问题，有助于我们找到问题，这对于治疗干预有很大的好处。

主持人：这样的心理治疗方式如何来开展呢？

赵蕴晗：首先非常重要的是倾听，这种倾听是一种无条件的积极关注，来访者会感受到我们是在非常认真地听他讲，让他把话能说完，甚至于引导他去叙述。会问他跟家人："你们一起经历了什么？你最近是不是碰到了什么事情？你的生活有什么改变？好像这个改变对你来说似乎非常重要，有很大的影响？"

主持人：其实，对于来访者来说他能把这些东西讲出来，对他来说应该已经是一个很大的释放。

赵蕴晗：是的，在这个叙述当中我们会发现这个来访者的情绪其实还和他以前的很多经历有关，原来他过得这么不容易，他会说这些事情他很久没有和人讲了；有些来访者会在诊室里一下子哭得稀里哗啦，但哭好了会说好久没有这样哭过了，哭出来自己感觉轻松很多了。

主持人：所以大家会看到情绪的舒泄非常重要，你们就像他们的解铃人，能够去读懂他们，在这样一种倾听和倾诉的过程当中，我们会发现很多原来没有觉察的问题就呈现出来了。你们非常了不起的一个原因就在于愿意能够沉下心来去理解，甚至去接纳共情他们的这种情绪变化。

赵蕴晗：是的，这个非常重要，因为我们每个人其实都渴望被理解，被看到，被接纳。我们就应该充当这样一个角色，去引导家人相互之间去看到，我们把家属请进来的时候，家属其实在这个过程当中也被看到了，他们作为来访者的家属也有那份不容易，也让家属看到来访者的那份情绪，然后大家彼此多一些理解，多一些关怀，要有一种爱的回应。

结束语：每个人都有自己的情绪，日常生活当中怎么来释放表达内在的这份情绪和感受是一门功课，每个人都需要自我修复。

大家可去接纳自己的情绪，觉察自己的情绪，才能更好地去调整和处理。

作者介绍

▶ **赵蕴晗**（临床心理科 主治医师）

二级心理咨询师；

同济大学-（德国）弗莱堡大学心身医学与心理治疗联合培养硕士；曾赴德国海德堡大学及马堡大学访问学习；

同济大学、上海健康医学院相关专业课程任课教师，复旦大学、上海海洋大学特聘心理咨询师；

在精神医学、心身医学及心理治疗相关临床、教学与科研方面有丰富的经验。

抑郁症与生育那些事儿

很多女性朋友在怀孕生产后会出现焦虑、情绪低落、精力缺乏、兴趣减退、睡眠紊乱的情况，这到底是怎么回事？如何治疗？会影响下一代吗？今天我们一起来了解一下抑郁症与生育那些事儿。

一、如何理解产前、产后抑郁

主持人：产后抑郁，产前抑郁，它们不同在哪里？

刘飞：我们常见和关注比较多的是产后抑郁，但是还有一部分会出现妊娠期抑郁，多在孕期的前三个月与后三个月发生。前三个月可表现为早孕反应加重，并有厌食、睡眠习惯改变等；后三个月可表现为持续加重的乏力、睡眠障碍以及食欲下降，对胎儿健康以及分娩过程过分的担忧，等等。妊娠期高达70%女性出现这种抑郁症状，10%~16%是满足重性抑郁障碍的诊断标准的。产后抑郁症是指在产后4周内发生的与产褥期相关的精神和行为障碍，为中等程度的抑郁，属于神经症性，是产褥期精神综合征的一种，其症状、病程和结局与其他抑郁障碍相似，如：心境低落、兴趣和愉快感丧失、精力降低、自我评价低、自信降低、集中注意力降低、自罪、自杀、睡眠障碍、食欲下降、对前途悲观，等等。需要注意的是，在产后抑郁症中，焦虑是其主要特征，其发病与产妇生理、心理、遗传、免疫等相关，具体病因尚不清楚。产后抑郁症不仅对产妇的身心造成巨大危害，同时对新生儿的生长发育也有不利影响，早期发现和干预可以防止其进展为更严重的抑郁症。

主持人：上周一则新闻说，34 岁的女企业家罗丽丽，怀疑因为产后抑郁跳楼自杀，自杀时抱着 5 个月的女儿跳楼。罗女士生前在社交账号透露对女儿的期待，那张抱着孩子对着镜头的甜笑照片，看起来很温馨，并充满希望，但最终发生了这样惨剧。对于这个事情，您怎么看？

刘飞：根据目前新闻的这种片段性的信息中，我们是无法确认这位妈妈就一定是产后抑郁。但从这位妈妈的表现来看，产后抑郁的可能性是非常大的。我们临床也碰到过类似的案例，一直看起来很阳光，但是忽然间情绪状态很不好，这有可能她把自己的内心包裹起来，平时用一些看似美好的东西去掩饰，她最开始时候去寻求帮助，诉说自己的焦虑，但被人忽视了。也有可能她经历过某个不太好的阶段，引起情绪反差，但又没有引起家人和朋友注意。而这种不良情绪积累到一定程度后，就会产生一种比较严重的后果。

主持人：产前产后抑郁，在各个国家和地区有什么不同？

刘飞：不同国家和地区的研究方法、诊断标准、测量时间、人口特征，有一定的差异，产后抑郁的发病率差异还是比较大的。一篇纳入 32307 名的亚洲妇女的一个 Meta 分析，发现产后抑郁的患病率是 3.5%~63.3%，其中最低的是马来西亚，最高的是巴基斯坦。

我国目前报道产后抑郁的差异也是比较大，目前尚未基于所有人群的调查结果。一项关于中国产后抑郁发病率 Meta 分析，我国产后抑郁症平均发生率是 14.7%，不同地区产后抑郁率发生不同，直辖市是最低的是 10.9%，而县级地区最高的为 16.4%，从东部、中部到西部，产后的抑郁发生率是呈上升趋势的。

主持人：大城市的生活节奏快，压力更大，为什么反而是最低？

刘飞：在针对社会因素的大数据分析里显示社会的支持度同围产期各阶段的抑郁症是有相关性的，能够得到更多的支持，女性产后抑郁的风险可能会更低一点，并且同女性的经济地位也有关系。有一项研究证明了低社会经济地位，与孕晚期和产后抑郁症状的增加是有相关性的。低收入、低学历、未婚生子、失业这 4 个低社会经济地位因素的妇女，在产后 3 个月出现临床抑郁，评分升高的可能性是其他产妇的 11 倍，所以这个比例会比较高的，这也是正好同前面讲到的疾病的发生率相呼应的，即从东部到西部为什么逐步上升？东部地区相对比较发达，这也说明同经济地位还是有一定的相关性的。

二、产前、产后抑郁的原因

主持人：相较于老一辈人的多子女家庭，我们现在经常听到产前、产后抑郁，而且呈现上升趋势，为什么会这样？

刘飞：首先，老一辈人的生活条件比较艰苦，在当时的阶段，他们更多关注的是物质基础，解决温饱。但是现在社会不同了，大家更多关注精神层面的满足。其次，不同社会环境下，每个人的性格、经历、文化程度不一样，也会对产后抑郁症有一定影响。最后，随着技术的发达，对疾病的检出和认知也会不同。

当然，影响产前、产后抑郁的因素有很多。生物性因素、激素水平、还有一些现在能研究到的遗传因素，心理因素，社会因素等，都是需要考虑的。社会因素包含的比较多，如婆媳关系、父母关系、夫妻感情等都会有影响。在我看来，积极向上的社会关系会对产后抑郁、妊娠期抑郁起到一定的预防作用。如果婆媳关系不好，夫妻感情又差，在孕产妇需要帮助的时候，得不到正常的帮助，也不能够被理解，就可能会起到反作用。

主持人：产后抑郁的危害蛮大的，为什么呢？

刘飞：产后抑郁是属于中等程度的抑郁，有一些甚至起病比较隐秘，常不会被发现，导致该病可能会进一步加重，特别是症状处于轻度到中度，寻求帮助时遭到劝阻或者淡化，或周围人的不理解。当产后抑郁发展到较为严重地步，就需要住院治疗。在较为严重的产后抑郁中，有一小部分可能会采取极端措施，而造成无法挽回的严重后果。这部分的条例虽少，却更需要引起我们注意，意识到产后抑郁的可怕。不过，产后抑郁大部分还是比较轻的，在抑郁中属于中等程度，如果一开始就发现，并进行对症治疗，就能做到早发现、早识别、早治疗。所以怀孕生子从来不是一个人的事情，这是一个家庭的事情，是全家人要一起努力的！

主持人：是否和孕产妇自身的因素也有关系？

刘飞：是的，同孕产妇的性格、童年经历、年龄、不良孕产史、职业、文化程度都有一定的关系。比较敏感、内向、孤僻，追求完美或者情绪不是特别稳定、容易情绪化的孕产妇，产后比较容易伴发抑郁情绪。还有一些孕产妇，早期不幸的生活经历，如父母死亡、父母有犯罪、早期家庭破裂等不幸的童年经历，也会增加产后抑郁的风险。此外，还有一些如非计划妊娠、既往流产、早产、自残等不良孕产史的产妇更容易发生产后抑郁。

主持人：曾经有过几段不成功的孕期经历，好不容易又怀上就会容易焦虑？

刘飞：这时候产妇容易极度焦虑紧张，并且这种不良的孕产史次数越多，产后抑郁发生的比例就越高，是成正比的。

主持人：分娩方式和产后抑郁有关吗？在生产之后，可能会有一些身体上的不适也有关系？

刘飞：对，就是经常所说的分娩方式，有一些剖宫产，产后抑郁的发生率是比顺产是要高一些的，同产妇所经历的疼痛是有关系的。剖宫产术后的急性疼痛，妇女产后抑郁风险会增加。轻度产后疼痛同严重的急性产后疼痛的妇女相比较来说，有严重的急性产后疼痛的产妇风险要高三倍。另外，产后会阴痛也会有影响。

三、产前、产后抑郁的治疗

主持人：女性如果在怀孕之前服用过抗抑郁药物，或者产后出现抑郁症状，医生让其服用抑郁药物，该怎么办？

刘飞：目前针对产后抑郁的药物主要有几大类，一种是选择性五羟色胺再摄取抑制剂，三环类的抗抑郁药，选择性的五羟色胺和去甲肾上腺素再摄取抑制剂、抗焦虑药、抗精神病药，情感稳定剂、雌激素，等等。其中选择五羟色胺再摄取抑制剂是一线用药，治疗产后抑郁的疗效是 43%~87.5%，症状的完全缓解率是 37%~65%。常用的药物舍曲林、帕罗西汀、西酞普兰、艾司西酞普兰等。其中舍曲林是目前治疗产后抑郁症的一个常见选择。

在产后抑郁症的治疗过程中，治疗药物是否会通过母乳影响到孩子是必须考虑的一个问题。目前普遍认为选择舍曲林和帕罗西汀治疗时，母乳喂养的安全性是比较高的，但是仍需谨慎选择用药剂量。当使用选择性五羟色胺再摄取抑制剂时治疗无明显疗效，需考虑换用安非他酮或米氮平。同时丙戊酸类的心情稳定剂属于高风险药物，需要慎重考虑。介绍这些药物治疗方法，主要是希望为读者提供一个全面的科普，对于这个疾病有一个良好的认知。如果听友中有相关的症状，还是建议到专科门诊诊疗，所有的精神科药物需在专业医生的指导下服用，千万不要自己做半脚郎中。我们医生与大家是在一条战线上的战友，请相信我们，一起努力战胜病魔。

主持人：产后抑郁除了药物治疗，还有哪些治疗？

刘飞：很多产后抑郁最开始的阶段是轻度或中度，如果在最早期的时候及时介入，可能效果会非常好的，有一些患者在最早期的时候，病情非常轻，我们推荐心理治疗。

主持人：那么常用的心理的治疗有哪些？

刘飞：对大部分产后抑郁症患者采取心理治疗效果是很好的，但是否采取心理治疗，还是需要专业医生做评估。针对产后的抑郁症的妇女调查也表明，产后抑郁的妇女更倾向于接受心理治疗。我们常用的心理治疗包括了认知行为疗法、非指导性的咨询、心理动力学疗法、人际心理治疗等，对于产后抑郁症都具有良好的治疗作用。其中认知行为疗法和人际心理治疗是最为常用的，认知行为治疗的重点是改变患者的思维模式或者行为，或者两者一起改变，使患者的情绪状态能够积极化。认知行为疗法对于产后抑郁的治疗是具有良好的近期和远期疗效。在干预结束时和干预结束6个月以及干预结束一年，均证明了可明显改善患者的症状。人际心理治疗在产后抑郁的治疗方面同样是有疗效显著的效果，单用该疗法或者联合抗抑郁药治疗，人际心理治疗都可以缩短产后抑郁症的康复所需时间。在这里我建议广大读者在做心理治疗时，选择正规的医院和心理咨询机构也是尤为重要的。

主持人：妊娠期抑郁症和产后抑郁症的治疗是一样的吗？

刘飞：不一样，产后抑郁其实已经不是在胚胎的发育期间。但如果是在妊娠期抑郁，就需要权衡治疗和不治疗对于母亲和胎儿的风险，这是非常重要的，要向家属和患者讲清楚，抗抑郁治疗与不抗抑郁治疗的风险与获益。而治疗还是要根据抑郁的严重程度和复发的风险，尊重孕妇和家属的意愿进行调整。目前抗抑郁药物在孕期使用的风险与安全性尚无最后的定论，通常症状较轻的患者，我们给予健康教育支持性治疗。如果既往有轻度或者中度的抑郁发作，我们给予认知行为治疗法、人际心理治疗，而重度或有严重自杀倾向的患者就考虑抗抑郁剂治疗。而当前孕妇使用最多的抗抑郁剂是选择性五羟色胺摄取抑制剂类药物，我们还要考虑到单一用药，并且考虑患者既往的情况，对于这种治疗无效或者不适合的重度、伴有精神病性及高自杀风险的，我们还可以采用 MECT 治疗。在这里我还是跟听友们强调一下，做好心理建设，营造良好的环境氛围，出现焦虑抑郁情绪，及时进行心理疏导。如果病情进一步发展了，我们还是要做到早发现、早识别、早治疗，在疾病初期能够积极治疗，是最佳方式，防止进展为严重的抑郁症，将疾病扼杀在摇篮里。其实更重要的是要去了解这个疾病，全面了解其风险，在接受的情况下，放松心态，建立良好的家庭环境，给予充分的精神上和物质上的支持，来支持备孕、怀孕、生育等一系列的环节。

四、抑郁症会遗传吗

主持人: 王女士说她在怀孕的初期对于腹中的宝宝非常紧张和担心,就怕孩子生出来会有这样那样的不健康,她至今已经怀孕 6 个月,该怎么办?

刘飞: 对于持续的焦虑情绪,其实可以去做一些心理建设,比如像我们现在这种广播,听我们这个节目,或者心理咨询门诊,甚至一些心理咨询机构进行咨询。现在网络很发达,也可以了解一些相关知识。可以做一些放松训练缓解情绪紧张。如果紧张、焦虑情绪还继续存在,可以进一步去做一些心理治疗,改变思维模式和行为模式,缓解这种不良情绪。

主持人: 有听友问,他已经患抑郁症多年,服药有几个月,现在有点好转。但是对女性依然没有多少兴趣,想问痊愈以后会不会影响到生育?

刘飞: 针对他这种情况,我建议最好是能够到专科门诊,不管是心理门诊还是精神科门诊,他服用的是何种抗抑郁药?除了抗抑郁药,是否有其他的一些药物,因为有一些药物的等级可能风险比较高,可能会有一定影响。如果不是目前想要孩子,可以等病情平稳,逐渐减药,停药大概 3~6 个月,情绪平稳,也没有不舒服,就可以尝试着去要一个宝宝。

主持人: 罗女士问,中药对产后抑郁的治疗是不是安全系数更高一点?

刘飞: 现在没有证据表明中药安全系数是最高的,但是确实是有一些中药对于产后抑郁治疗是有很好的效果的,如当归、柴胡、茯苓等。

主持人：李先生问，说妻子怀孕的时候发现抑郁了，害怕会影响到胎儿，能不能暂时不治疗，等到孩子出生后，再对产妇进行治疗？

刘飞：在怀孕期间患有抑郁症不治疗，有很大可能会进一步加重的。其实治疗抑郁症的方式是有很多的，在轻度或中度的时候，给予健康教育、支持性治疗，心理治疗的效果都是很好的，也是安全的，请放心。还是那句话，越早发现越早治疗是非常重要的。很多母亲会担心药物对小孩的影响，我刚才也会跟大家介绍了一些药物治疗的风险，但是具体的我们还是要根据每个人的不同情况，综合去考虑，如果说它不治疗抑郁症的话，它可能会有一些危害。关于在妊娠期治疗与不治疗抑郁症，哪一种情况对于妊娠及新生儿更好？目前这个证据还是比较有限的，但是孕妇不治疗抑郁症，对孕妇本身的危害性还是很大的，很容易造成病情加重。未治疗的抑郁症，可能会与新生儿的低体重早产有相关性。抑郁症越严重，风险会越高。产前抑郁焦虑与后代的一系列的负性转归相关，包括情绪问题、多动症的症状、品行障碍、认知功能受损，精神分裂症，还可能与孤独症也有一定关系。未治疗的抑郁症可能与早产相关，该风险的程度似乎同样与抑郁症的严重程度相关。产前（而非产后）抑郁可能会升高后代抑郁及反社会行为的风险。产后抑郁可导致母亲与婴儿的互动减少，影响后者的学习及认知发展，且这一效应可以持续到童年期。母亲产前及产后抑郁的负面效应似乎是可以叠加的，很多的学者认为，产前和产后的抑郁的这种不良影响是可以相互叠加影响的。但我们需要注意，目前的抗抑郁治疗能否改变上述风险都尚不清楚，目前没有研究能够证明。未治疗抑郁症是否与其他的任何负性妊娠转归相关，目前尚无定论。

主持人：马先生问，自己有抑郁症，那么会不会遗传给下一代，导致下一代也有抑郁症呢？

刘飞：抑郁症是否会遗传这个问题比较大，也很复杂，无法给出肯定答复。我们需要从几个方面入手。抑郁症是受生物、社会、心理因素影响，发病因素很多的，如遗传因素、社会关系、心理承受能力，以及突发的重大的应激事件或家庭生活事件，都可能导致疾病发生，这些都是发病的可能因素。抑郁症是一个很复杂的疾病，很多方面人类还没有研究明白，科学家们也一直在不停地寻找答案。抑郁症是一种多种因素导致的疾病，目前已知一些基因异常对于抑郁症发病是有一定影响的。另外，心理社会因素在情感障碍发病中起重要作用，在某些患者可能起决定作用。可以这么理解，抑郁症大部分是遗传因素与心理社会因素一起作用的结果，也就是基因、环境的交互影响导致的，甚至有些抑郁症患者可能仅仅是心理社会因素影响导致的，这也告诉了我们建立良好的家庭环境、社会环境以及健康的心理的重要性。抑郁症并不可怕，正确地认识它，其实它没有想象中的那么恐怖。

抑郁症有遗传因素，即可能会遗传给后代，但不是一定就会遗传给后代。目前多数学者认为抑郁障碍表现为多基因遗传方式，但并不遵循孟德尔遗传定律。很多文献以及研究发现了多处基因的异常，在抑郁症的发病中遗传因素起到一定作用，这个遗传因素是发病因素之一，但抑郁症这个疾病不是遗传病，因为遗传病是有了遗传因素，它的后代会得病，比如孕妇在孕检时经常做的唐氏综合征的筛查。目前的遗传研究发现，抑郁症是具有一定的遗传倾向以及家族聚集性，父母患病有可能影响子女。但遗传因素影响的作用方式十分复杂，目前还无明确的系统的学说。所以遗传因素对抑郁症发病可能起到影响，但不是一定就会影响到的，它是使有遗传因素的人比其他人患病的风险高。现有情感障碍的遗传因素的研究中，双相情感障碍患者的一级亲属（父母、子女、兄弟、姐妹）抑郁障碍发病率较正常人高2~10倍；抑郁障碍患者的一级亲属，抑郁障碍发病率较正常人高 2~3 倍。我们正常人也是有发病的风险的，但发病率比情感障碍患者的家属低。因此，如果是一个抑郁症的患者打算生小孩，那小孩得病的概率，理论上比正常人高 2~3 倍。这个影响是在能接受的范围内，很多人都会纠结是否要小孩，其实更重要的就是家庭内部的有效沟通。

结束语：保持良好的心态，应该贯穿人生的始终，不仅是孕前产后，更是人生的始终。如果说我们在某个阶段抑郁了，我们要清晰的去认识这个疾病，越早发现越早积极乐观地去应对它。有时候抑郁症就是一个小感冒，我们不要去太担心，我们在它最轻的时候，可以去治愈的阶段，把它封杀掉。

作者介绍

▶ **刘飞**（精神科七病区 主治医师）

有丰富的临床经验，擅长精神分裂症、双相情感障碍、抑郁障碍、老年期精神病等各类精神科常见病、多发病的诊断与治疗。

应对焦虑

焦虑是这个时代的病。与 300 年之前相比，我们身处的社会已经发生了巨大变化。技术的飞速发展连带生活节奏加快，几乎不给人们适应的时间，这使得焦虑大面积蔓延。当焦虑的感觉变得不可控，并且已经干扰到你的正常生活时，它就从焦虑体验变成焦虑症。每天惶惶不可终日，焦灼无力的感觉每一秒都会在脑中循环播放，永不止息。其实，应对焦虑我们是可以的。

一、何谓焦虑

主持人：说到焦虑，我们先来问一下张医生是不是这种情绪每个人都天生自带？

张婷婷：焦虑情绪是一种普遍的感受，我个人认为焦虑也是每一个人进行自我保护的一种重要能力。人天生就有一种焦虑感，支撑着人们生存、生活。但是如果焦虑过度严重，导致一些身体不适，甚至会整日处于惊恐状态，严重影响了日常生活，这个时候就不是简单的焦虑，而是焦虑障碍。

主持人：现在生活中发现有焦虑情绪的人越来越多，例如孩子考试前，父母会在朋友圈里发一些什么考神附体，希望孩子能够蒙得全对，做得全对，这种算是考试焦虑吗？

张婷婷： 对，这其实是考试前的正常紧张，适度的紧张有助于提高效率，发挥更高水准，这种情况不用担心。但如果紧张情绪严重影响注意力集中，出现一系列身体上的不适，影响正常水平发挥，便可称之为考试焦虑。这是一种偏向消极的情绪反应，是指在应试情境激发下，受认知、人格等身心因素制约，以担忧为基本特征，以防御或逃避为行为方式，所表现出的消极情绪反应和不良生理反应。

主持人： 比如上台讲话前，考试前频繁去洗手间，这个算不算焦虑障碍？

张婷婷： 焦虑障碍肯定谈不上，只是当时有点焦虑的情绪反应，而引发的一些生理的反应。

主持人： 焦虑过度就是焦虑症吗？

张婷婷： 焦虑症其实是一种以焦虑情绪为主要临床表现的神经症性障碍。包括广泛性焦虑及发作惊恐状态两种临床相，常伴有头晕、胸闷、心悸、呼吸困难、口干、尿频、尿急、出汗、震颤和运动性不安等。焦虑并非实际威胁所引起，其紧张程度与现实情况很不相称。

主持人： 焦虑情绪和焦虑症是一回事吗？

张婷婷： 焦虑情绪是指在不利的情况下，人们产生的一种以恐惧和担忧为主的情绪。其实，焦虑也不全是坏事，如前面所说因为对冬季的焦虑而秋季忙于储备食物。所以不要和焦虑情绪对抗，要理解、接受，并同焦虑情绪和平共处。焦虑是一种情绪，而焦虑症是一种精神类疾病，需要科学治疗。如焦虑情绪强烈到一定程度，持续时间比较长，就有可能是焦虑症了。

主持人：焦虑的主要表现有哪些？

张婷婷：我举些临床实际例子来说焦虑的表现，可能大家会更能理解。

1. 某女性，40多岁。晚上有时会惊醒，心跳加快，呼吸急促，喘气困难，濒死感，类似心脏病发作。然而到了医院做了各种检查，发现心脏正常，这个症状就叫"惊恐发作"。

2. 某男性，30多岁。惧怕去公共场合，一旦出现在公共场合，会很难受，且易出汗，整个人会有种要发疯的感觉，想要逃离，怀疑周围的人笑话他，嘲笑他，这个叫做"广场恐惧症"。

另外还有广泛性焦虑，就是长期的对未来可能发生的，难以预料的某种危险或不幸事件经常担心，伴有运动不安与肌肉紧张，自主神经功能紊乱 表现为心慌、胸闷、呼吸迫促，出汗，口干，便秘，腹泻，尿频，尿急，皮肤潮红或苍白，阳痿，早泄，月经紊乱等症状。

主持人：焦虑症是否算严重疾病？

张婷婷：焦虑症是否严重需从病程、症状等全方位进行评估，偶尔的焦虑情绪，基本不会被诊断为焦虑障碍，如果临床症状、病程的标准等全方位评估后符合诊断标准才可能被认定为焦虑障碍。

主持人：焦虑会遗传吗？

张婷婷：焦虑会遗传（据现在所知，单卵双生子的发病率为35%，高于全部其他的神经症性障碍，所遗传的可能是一种综合的人格类型。这是一种易变、易激动、有叛逆性的个性，与那些没有焦虑症的人相比，这种个性的人更容易被任何微小的、有危险刺激物所激发）。除此之外，童年的经历也会导致焦虑，研究者发现，成年后遭受惊恐发作和患广场恐惧症的人，通常童年期都有过分离焦虑症，而在童年所有的经历中，导致患者出现焦虑倾向的原因依序为：

1．父母表现出了对世界过分谨慎的态度。

2．父母过分挑剔，并设置了过高的标准。

3．不安全和依赖的情绪，例如酗酒者的子女很容易拥有根深蒂固的不安全感。

4．父母限制你独立做决断。

如果父母已经有焦虑障碍，还是建议正规系统治疗。平时在养育孩子过程中，尽量控制好自己的情绪，不要将自己的痛苦和焦虑情绪附加给自己的孩子，这样可能会减少孩子患焦虑障碍的概率。

二、焦虑的原因和类型

主持人：为什么会因为某些事情增加了焦虑？

张婷婷：焦虑其实是一种人的本能反应，例如人们在秋天忙于储备过冬食物。这种对未知的冬季的焦虑可以带动人们提早计划、未雨绸缪，让自己进一步生存下去。

主持人：焦虑症有哪些常见的类型？

张婷婷：常见的类型有急性焦虑（惊恐障碍）和慢性焦虑（又称广泛性焦虑或浮游焦虑）两种类型。

急性焦虑（惊恐障碍）：惊恐发作。这是一种突如其来的惊恐体验，仿佛窒息将至、疯狂将至、死亡将至，患者如濒临末日，在医院做了各种检查，却没发现任何问题。

慢性焦虑（又称广泛性焦虑或浮游焦虑）：是焦虑性障碍最常见的表现形式，常起病缓慢，以经常或持续存在的焦虑为主要临床表现。

1. 精神上的过度担心是该病的核心，且其担心与关注涉及不同方面。

2. 躯体性焦虑主要表现为运动不安与肌肉紧张。

3. 自主神经功能紊乱　表现为心慌、胸闷、呼吸迫促，出汗，口干，便秘，腹泻，尿频，尿急，皮肤潮红或苍白，阳痿，早泄，月经紊乱等症状。

4. 其他症状　可合并疲劳、抑郁、强迫、恐惧、惊恐发作及人格解体等症状。

三、如何应对焦虑

主持人：刚才提到要理解、接受，并同焦虑情绪和平共处，如何与焦虑情绪和平共处呢？

张婷婷：当发生焦虑情绪的时候，首先要自己接受这种焦虑情绪，再尝试用自己的方法去化解。方法其实有很多种，可以先从放松身体、调节呼吸，达到肌肉的松弛，这个时候其实焦虑情绪已经缓解很多。其次，放松精神，这是一种引导式的内观，使用心里的想象，改变一些行为方式，感知方式和生理状态的方法。例如闭上眼睛，想象自己身处某个让人心情平静的情景，想象在这个情景中松弛的状态。人们在焦虑时候容易肌肉紧张、精神紧绷，但是有了这个想象之后，人会是处于一种放松的状态，焦虑的情绪也能得以缓解。

另外，其实很多被焦虑情绪困扰的人，思维方式也需要改变，思考问题从实际出发，不要对一些未发生的事情采用灾难化的思维思考。

主持人：很多听友说到基本上每天都会有出门焦虑，总是担心自己是否忘记锁门，忘记关煤气等。这样的焦虑每天出门都在上演。应该怎么办呢？

张婷婷：缓解焦虑，建议先从改变思维方式开始，有一种思维叫做你想的事情未必会发生，这一条很重要。有一个心理学的测验就是准备一个箱子，把自己最近几周担心的事情写下来，放在这个箱子里面，过了几周之后打开箱子，绝大多数人们担心的事情其实都没有发生，所以焦虑是源于担心，而很多担心的事情并未发生。第二种思维方式叫做你想的是未必是事实，人类的很多痛苦来源于自己不合实际的推理，有点自扰的感觉。

人类有丰富的想象力，而大多的想象并不是建立在实际之上。而介于事实和感受之间的思维方式，如果用正常的思维方式来思考问题，生活就会相对来说比较轻松一点，不容易产生焦虑情绪。

主持人：有听众问，他从小就不敢上台发言，也不敢直视别人的视线，现在已经30多岁了，还是这样，应该怎样缓解？

张婷婷：首先要认识到自己存在的一些想法和认知与实际并不恰当，你所担心的可能在实际中并不存在。可以通过正反两面的对比，将自己的想法相对化，并通过现实生活加以检验，通过观察行为结果来检验自己的预测，驳斥推翻自己核心的病理信念。另外，可以进行一些社交行为能力训练：包括与人礼节性交往的技能，如主动与人打招呼，讲话时注视对方的眼睛等。练习的最初阶段,可以选择外向、开朗、随和的同龄人,他们通常会很容易接近并会积极回应你的友好，而且你可以向他们学习与人相处的经验。训练与人交谈的沟通技能，例如选择话题的能力，一般要选择那些别人有兴趣而又不会引起太多争议的公共话题。其他包括肢体语言要积极，人际空间适合，让人感觉随意友好，坐姿放松，微微倾向于对方；目光专注，正视对方；面部表情微笑或表情丰富；语速适中，语调热情有活力，语音柔和亲切。提高倾听技术，专注而不做价值判断地听，通过提问反馈你的理解和关注，通关观察非语言信息增加对他人的理解，用换位思考提高对他人的理解力。还有插话艺术，插话要尽可能围绕原有的话题，可以就你不清楚的地方提问，也可以就你知道的地方加以补充，还可以表达你的不同意见，但不论哪一种，你都要在别人说完一句话后再介入。

当然，说话也是一门艺术，如果从小就不善于在人群中发言，可以先学会倾听。

主持人：有听众问，他最近的工作压力很大，每天都睡不着觉。下周有一个重要考核，如果发挥不好可能会被辞退，非常紧张，已严重影响到生活，很痛苦，该怎么克服？

张婷婷：这位苦恼的听众属于考核前的工作焦虑，产生这种焦虑的原因很多，主要有以下几个方面。

1. 对平时自己工作的担心，担心他人对自己的评价，担心自己的形象会受到影响，担心自己的前途。

2. 平时是否有对业务知识掌握不牢，到考核会紧张、害怕、无所适从。

3. 目标过高，动机过强，过分看重这次考核的作用，为自己的行为设定了较高的标准。

4. 自己的焦虑性格，也就是说遇到大小事情都容易紧张、焦虑，担心会给自己带来不利或者担心自己没能力去解决面临的问题。

针对这次焦虑症，调整的方法有以下几种。

1．平时打好基础，只有对自己工作的相关知识融会贯通，到考核时才会应对自如，才不会紧张焦虑。在平时的工作学习中，尤其要注意工作效率，培养较强的时间观念。

2．根据自己的实际情况确定符合自己的考核目标，把目标定得太高，与自己的实际能力相距甚远时，就会加剧焦虑情绪。

3．调整作息时间，不要把自己搞得太疲劳。在休息方面，既要注重静态休息，即保证充足的睡眠，更要注意动态的休息，如适当运动，放松等。

4．改变消极的自我暗示，用更加客观真实的自我认知替代。

5．根据自己平时的习惯，找出让自己放松的有效方法。因为在日常生活中，每个人放松自己的方法各不相同，可以看看电视，听听音乐，打一场篮球，做瑜伽，都不失为放松自己的良好方法。

6．如过于紧张焦虑，可寻求专业医生帮助，必要时可药物治疗。

主持人：我看到短信平台上好多人都说，逢考必慌，请问这是一种疾病吗？

张婷婷：面对考试，紧张是正常的，适度的紧张，有助于提高效率，发挥出更高的水准。但如果紧张的情绪已严重地影响到注意力，甚至出现了一些身体上的不适，影响了正常水平的发挥，这是一种偏向消极的情绪反应，是指应试情境激发下受认知人格等身心因素的制约，以担忧为基本特征，以防御或逃避行为方式所表现出来的消极情绪反应和不良生理反应。通常考试焦虑受到很多因素的影响，一方面考生自身的身体状况，包括人格的特质，考试的动机、自我的期望、知识的储备、应试技能等差异，都会导致不同的应情绪反应。有些考生总觉得自己没有准备好或者夸大考试成绩的影响，比如如果考不好，爸爸妈妈就不爱我了，怎么办？在这种错误的认知影响下，考生的压力必然会增长。另一方面家长的教育、学校的学习安排、社会的舆论导向都会对考生产生一些影响，有一些家长对孩子寄予了过高的期望，学校的密集的考试安排也会导致学生的焦虑。成绩排名，营造这种紧张的气氛，包括社会上所谓"一考定终身"的言论。其实都在助长孩子的一种焦虑情绪。考试焦虑会直接影响学习能力和考试成绩，在一次考试失利后焦虑情绪可能会进一步的发酵，导致下次的考试成绩更加糟糕，这是一个恶性循环。考生应该接受焦虑情绪的存在，克服引起焦虑的错误认知。正视考试所带来的影响。我觉得如果必要时还是要进行一些心理咨询，接受一些科学的干预，如我们心理咨询过程中常用到的认知心理疗法、放松训练等。如果考试焦虑已经影响到你的生活了，那么我还是建议要去接受一个正规的干预，并加以重视。

主持人：有听友问，他发现自己总喜欢一不留神的一只手掐着他自己的脖子，或者是揽着自己一侧的肩膀的，说这个肢体语言算不算是缺乏安全感？

张婷婷：这位听友可能有焦虑情绪，或者觉得自己情感比较压抑。一般许多具有焦虑症的人，喜欢压抑自己情感，缺乏安全感，因为焦虑的人往往具有强烈的控制需求，而且他们害怕失去控制，在失去对全部情感经历的部分控制时，要做到若无其事是有难度的。当长期抑制的情感突然爆发时，它所表现的强烈程度会使你不知所措。这就是我们说的，他一旦爆发出来就很吓人。第二个原因，是因为他们的家庭环境，父母是否都是十分严格苛刻，父母给他们设置了难以实现的高标准，在这样一个环境下，小孩不能自由地表达他们本能的冲动和情感。所以我也希望各位家长们反思一下，不少家长对孩子是十分严厉的，觉得我们家就这传统，我们家就是有规矩，就是有家教。但是你不知道，你这样做下去的结果就是让你的孩子得上焦虑症。这样的孩子长大以后，会经常对自己不满意，压抑自己的情感。这就是父母留给他们的礼物，家庭当中爱是最重要的，如果没有爱你给他再多的规矩，再多的教养，都只会让他的人格不堪负重。所以我希望大家能够意识到情感的问题。

主持人：有听友问，我觉得放松应该是出去度个假什么的，就能够让我不那么焦虑，可是往往事与愿违，度假休息之后会觉得更累，为什么？

张婷婷：事实上休假有三种方式：一种叫休息时间，一种叫消遣时间，一种叫关系时间。你如果是为了休息时间去休假的话，那么你最好安安静静地待在一个地歇着，这是休息时间；消遣时间，你是为了玩，你要找一些好玩的东西，刺激的东西，让你玩会儿觉得很开心；然后关系时间，你需要陪伴家人，需要和一些很重要的关系建立良好的情感，深层次的交流。要满足这三个条件才是真正的休假。所以每次在休假之前问问自己，这次希望怎么分配这三种时间，休息、消遣和关系。

主持人：有听友问，怕猫怕狗，怕坐飞机怎么克服？

张婷婷：这里就要说到两种行为疗法：

一种是系统脱敏治疗：系统脱敏疗法又称交互抑制法，是由学者沃尔帕创立和发展的。这种方法主要是诱导求治者缓慢地暴露出导致神经症焦虑、恐惧的情境，并通过心理的放松状态来对抗这种焦虑情绪，从而达到消除焦虑或恐惧的目的。当患者面前出现焦虑和恐惧刺激的同时，施加与焦虑和恐惧相对立的刺激，从而使患者逐渐消除焦虑与恐惧。

还有一种是行为治疗方法，又叫暴露疗法：通过将自己暴露在令自己感到恐惧的情境中，利用放松训练让自己缓解焦虑，直到恐惧感消失。通过这样不断练习，可以逐渐适应恐惧的事物和情境，从而摆脱恐惧引发焦虑的困扰。

结束语：如果你和你的朋友已经是严重的焦虑症了，我建议你要去医院寻找专业人士帮助。如果没有那么严重，可以按照今天所说的方法来缓解焦虑情绪，如你能够做到与自己的生命和谐相处，能在生活中对发生的一切东西，都能用"我允许"的态度来对待，你的焦虑情绪就会少很多，"采菊东篱下，悠然见南山"的感觉，就会出现在你的生活当中。

作者介绍

▶ 张婷婷（精神科七病区 主治医师）

心理咨询师

参加过"中法精神运动康复师资连续培训项目"

擅长精神分裂症、双相情感障碍、抑郁发作、焦虑障碍、器质性精神障碍等各类精神科常见病，多发病的诊治。熟悉操作 rTMS和 MECT 等治疗技术治疗精神分裂症及抑郁症等疾病的治疗。

情绪像坐"过山车"，
让我们一起了解双相情感障碍

每个人的情绪状态会跌宕起伏，有时候我们"在状态"，有时候又"不在状态"，这很常见。但是如果说一个人的情绪波动像"过山车"一样，有时欣喜到了一个"波峰"，有时又沮丧到了"波谷"，那么影响了我们的工作表现，损害了人际关系，打乱日常生活，就要警惕"双相情感障碍"。

一、何谓双相情感障碍

主持人： 3月30号是国际双相情感障碍日，我们就来了解一下到底什么是双相情感障碍？

闵婕： 双相情感障碍是心境障碍中的一个疾病亚型，是指既有躁狂或轻躁狂发作，又有抑郁发作的一类心境障碍。需要注意的是这里的躁狂发作与抑郁发作不是两个独立疾病，而是同一疾病的两个阶段，双相障碍一般呈发作性病程，躁狂和抑郁常反复循环或交替出现，但也可以混合方式存在。在躁狂发作时，表现为情感高涨、言语增多、活动增多；而在抑郁发作时则出现情绪低落、思维缓慢、活动减少等症状，每次发作症状往往持续相当时间（躁狂发作持续 1 周以上，抑郁发作持续 2 周以上），并对患者的日常生活及社会功能等产生不良影响。

主持人：刚提到的一个是反复循环，一个是交替出现，一个是混合方式存在，能不能举个例子？

闵婕：例如，如果是抑郁症，那它可能就是以抑郁为主要表现，但是双相情感障碍它可能一会儿是躁狂，然后可能过了一段时间它又变成抑郁了，这个就是反复循环和交替出现。而混合方式存在，通常是指在抑郁发作的过程中，可能会突然出现短暂的躁狂样的表现，或者在躁狂发作期间会有抑郁出现，也就是以"高中有低"或"低中有高"这样一个方式存在。

主持人：怎样去理解"轻躁狂"呢？

闵婕：如果说人的情绪是一片海洋，开心就是海里时不时腾起的浪花，有起有伏；那轻躁狂就是涨潮，是海平面整体的上升，而躁狂则是海啸，严重程度，不言而喻。轻躁狂的程度比躁狂发作要轻，持续时间长短不一，根据现行诊断标准，最短也要连续 4 天才有诊断意义。

主持人：我们可不可以把轻躁狂理解为我们很疲劳，但是我们极其兴奋这种感觉？

闵婕："人逢喜事精神爽"不会造成人根本的社交风格、性格特点的变化，以及持续的可被观察到的行为改变，特别是吃饭、睡眠这种生理需求。而轻躁狂的状态是心情的基础状态发生了上调，除了心情好，精力体力也有提升，睡眠需求减少了，而且不觉得疲劳，思维联想快，所以活动也多了起来。原来性格内向的人变得开朗，原来性格开朗的人变得非常热心主动。有的人在这个过程中有很多有意义的产出，比如写了文章，出了书，工作不知疲倦，升职加薪，久违的轻松感觉，等等。

主持人：对一个不具备专业知识的普通人来说，我们怎么来发现我们身边的朋友亲人，他有没有可能是一个双相情感障碍患者？

闵婕：双相情感障碍是一种情绪像"钟摆"一样摇摆不定的疾病，其病理心理特征是心境不稳定。躁狂发作时，患者会出现情感高涨、言语增多、思维奔逸、活动增多等症状。患者有时会因细小琐事而大发雷霆，严重时可以有冲动或攻击性言语和行为，自我感觉良好、言辞夸大，可达到妄想的程度。发作严重时，患者极度兴奋躁动，行为紊乱，常难以安静，不知疲倦，不断计划，整日忙碌，爱管闲事，易冲动，行为鲁莽，不计后果，做事虎头蛇尾，有始无终，办事缺乏深思熟虑，常造成不良后果。抑郁发作时，患者则会表现出持续的焦虑悲伤、思维缓慢、精力下降，严重者可出现幻觉、妄想等精神病性症状。在情绪低落的影响下，患者出现悲观思维，不能正确评价自己的过去、现在和将来，也不能正确比较和别人的差异。在悲观思维的基础上可以出现自杀念头和企图。患者可出现记忆力下降，抽象思维能力减弱，学习困难等。有些患者生活被动、疏懒，整日不想做事，不愿参加平常喜欢的活动，不想上班，也不愿与家人、朋友和周围人接触交往。

主持人：听友李先生问，他感觉每天情绪都是不一样的，一会无精打采，跟谁都不愿意说话，一会又突然兴奋，会做出一些恶作剧。心情好的时候，写作灵感特别多，都来不及记录，大概这种情况已经持续一两个月了，他说有灵感挺好的，挺享受的？

闵婕：这样的愉快体验确实容易让人上瘾，很多患者就诊时希望医生把自己调整到"轻躁狂"那个状态，可作为医生，我想发自内心地说一句，"臣妾做不到"啊！研究发现，并没有"小躁怡情，大躁伤身"的规律，只要是发作，不论轻重，都会对患者大脑的工作记忆、执行功能造成损害，特别是情绪相关的任务。

二、双相情感障碍的发病机制

主持人：有听友问，曾经看到过一篇报道说 85%的人都存在心理疾病，是这样的吗？

闵婕：因为世界在飞速发展，人们普遍压力比较大，所以容易有一些情绪方面的问题，像焦虑、抑郁、失眠以及一些亚健康的状态。如果长时间处于这些状态而无法调节，对我们的工作生活造成了一定的影响，还是需要去专科医院评估、咨询及治疗的。

主持人：有听友问，在普通人的心目中双相情感障碍是指这个人的精神状况出现问题了吗？

闵婕：是的，双相情感障碍确实是一种比较严重的精神疾病。从患病率来看，双相障碍的患病率比较高。根据西方发达国家 20 世纪 70~80 年代的流行病学调查显示，双相障碍终身患病率为 3.0%~3.4%，90 年代则上升到 5.5%~7.8%。从疾病的特点及对个体的影响角度来说，双相情感障碍复发率较高，停药后 1 年内复发率达 40%，多次发作后会出现发作频率加快，病情趋向慢性化。长期、反复的发作，使患者的学习、工作、生活能力减退，生活质量、家庭和社会功能都造成了很大的影响；此外，双相情感障碍患者常共病许多其他精神、躯体疾病，如人格障碍、酒精滥用、焦虑障碍、肥胖、糖尿病等，终身共病率高达 50%~70%，共病问题使双相情感障碍的疾病过程更加复杂化。因此，双相情感障碍具有高发病、高复发、高致残等特点，是一类严重危害患者身心健康和社会功能的精神疾病。

主持人：有听友问，什么性格特点的人容易患双相情感障碍？

闵婕：首先，从心理影响因素来看，双相情感障碍的患者容易冲动、自责、狂躁、抑郁等，导致其社交受损。临床观察和其他研究提示双相情感障碍患者比正常人外向、神经质、强迫、追求完美、开放。其次，拥有环性气质的人也容易罹患双相情感障碍。他们好交往，富有同情心，多动而少幻想，对外界事物兴趣广泛。有时开朗热情、思维敏捷、积极进取、喜悦乐观；有时则郁郁寡欢、情绪消沉，可无端地突然抑郁或兴高采烈，历时数日至数周不等。很多双相情感障碍患者具有这种气质。最后，是具体的人格特征。目前虽然没有任何确切的证据说明双相情感障碍的发生与某种特殊的人格障碍有关，但也有人提出具有情感旺盛性人格特征的人易患双相情感障碍。（具有明显外向性格，精力充沛、睡眠需求少），临床上，遇有这类人格特征的患者出现抑郁发作时，应警惕是否属于双相情感障碍或是否会发展成为双相情感障碍。

主持人：双相情感障碍的人是否比一般人聪明？有的甚至是天才。

闵婕："疯狂的天才""大喜大悲的人生""所有精神障碍中自杀率最高"，等等，这些关键词都指向同一个疾病——双相情感障碍。历史上不少政治、文化名人，如丘吉尔、林肯、海明威等均患有此病。众所周知，著名的画家凡·高就是一名双相障碍患者， 3 月 30

日，是世界双相情感障碍日，选择这一天也因为这一天是凡·高的生日。凡·高的一生都在和这一疾病做斗争，并通过艺术创作抒发自己的痛苦和感受。通过他不同时期的画作，我们可以看出他处于不同的情感状态。双相情感障碍这一疾病可能给凡·高带来了创作灵感，但也最终导致其自杀。但是，凡·高的天才创作绝不仅仅因为罹患双相情感障碍这一疾病才会诞生，这与他自身的爱好、勤奋的学习、大量的练习是分不开的。大量的研究表明，双相情感障碍是一种慢性、高复发性、高致残性的疾病，患者具有不同程度的认知功能损害，且认知功能的改善与症状缓解具有相关性。目前并没有相关文献指出智力水平的高低与双相情感障碍的患病情况之间具有一定的相关性。

主持人：有没有一些调查显示，比如说像凡·高的家族里是不是有家族史，也就是说双相情感障碍是不是有一定的遗传概率？

闵婕：双相情感障碍发病的原因尚不十分清楚。目前倾向认为，遗传因素在其发病过程中具有突出作用。双相情感障碍具有明显的家族聚集性，其遗传倾向较精神分裂症、重性抑郁障碍等更为突出。双相情感障碍的遗传方式属多基因遗传。群体遗传学研究发现，如果确诊一名双相障碍的患者，那么可以推测，他亲属患病的概率高出一般人群的 10~30 倍。家系研究发现，某家族中如果确诊一名双相Ⅰ型障碍的患者，其父母、子女以及同父母的兄弟姐妹，患双相Ⅰ型障碍的概率较普通人群高 8~18 倍。研究还发现，半数双相Ⅰ型障碍患者，其双亲中至少有一方患心境障碍，且常常是重性抑郁障碍。父母中若一方患有双相Ⅰ型障碍，其子女患心境障碍的概率约为25%；若父母双方均患有双相Ⅰ型障碍，其子女患心境障碍的概率为

50%~75%；此外，双生子研究还发现，单卵双生子双相 I 型障碍的同病率为 33%~90%，而双卵双生子为 10%~25%。总而言之，双相障碍 I 型患者的家系传递与遗传因素的关系非常密切。

主持人：有听友问，他孩子被诊断为双相情感障碍，我的孩子怎么变成精神病了，而且是重性精神病？

闵婕：是的，双相情感障碍最初的发病年龄往往在青少年、青年时期，覆盖初中、高中、大学三个重要阶段。对于双相障碍的学生患者来说，规范治疗对其生活质量和精神状况的改善具有积极的作用。患者的精神状况得到好转，学习能力会提升，能顺利完成学业，保证职业竞争力，同时也会促进其更好地自我管理。自我管理能力作为就业能力的重要组成部分之一，在一定程度上可以促进患者就业能力的提高。

主持人：刚才您说到了它是覆盖我们的青少年期，那么有没有一个集中的发病年龄段呢？

闵婕：双相障碍它的平均发病年龄是早于抑郁障碍的。双相障碍 I 型平均发病年龄通常是在 18 岁，双相障碍 II 型平均发病年龄是在 22 岁。我们国内双相障碍 I 型平均发病年龄通常是在 28 岁，双相障碍 II 型平均发病年龄是在 29 岁。但家庭、学校、社会对这种疾病的知晓率比较低，很多人没有被发现。比如孩子们处于抑郁相时常表现为厌学，却被认为是堕落。而当他们处于躁狂相时，则往往被认为是有自信、有活力的表现，因此，这种疾病常被忽视或误以为的单纯的抑郁。

三、双相障碍的诊断和治疗

主持人：有听友问，没有患过抑郁症，为什么医生诊断我是双相障碍呢？

闵婕：依据《中国精神障碍分类与诊断标准》第 3 版（CCMD-3）和国际疾病分类第 10 版精神与行为障碍一章（ICD-10）诊断标准，既往没有抑郁发作，仅有单次躁狂或轻躁狂发作，诊断为"躁狂发作"，而 2 次及以上复发性躁狂或轻躁狂（无论是否有抑郁发作）则诊断为"双相障碍"。在日常医疗中，因为几乎所有躁狂发作患者最终都会经历抑郁发作，而且他们很多重要临床特征及有双相障碍家族史都类似于双相障碍，同样对心境稳定剂治疗有效。此外，研究也发现单相躁狂、复发性躁狂与双相障碍存在共同的病因及发病机制，在临床治疗方面也无差异性。因此，《美国精神障碍诊断与统计手册》第 5 版（DSM-5）及即将公布施行的国际疾病分类第 11 版（ICD-11）诊断标准均将躁狂发作纳入双相障碍 I 型，不论患者在躁狂发作之前或之后是否有轻躁狂发作或抑郁发作；有轻躁狂及抑郁发作诊断为双相障碍 II 型；若仅有轻躁狂发作，既往无抑郁发作，则考虑其他特定的双相及相关障碍，也属于双相障碍范畴。

主持人：有听友问，他个人觉得躁狂破坏力挺强的，那么得了这个病的话，是不是可以用一些药让我们抑郁更多一点，至少抑郁的话我们会比较安静一点，是这样子吗？

闵婕：不是这样子的，抑郁发作时，患者会表现出持续的焦虑悲伤、思维缓慢、精力下降，严重者可出现幻觉、妄想等精神病性症状。在情绪低落的影响下，患者出现悲观思维，不能正确评价自己的过去、现在和将来，也不能正确比较和别人的差异。在悲观思维的基础上可以出现自杀念头和企图。不管是躁狂发作还是抑郁发作均是双相障碍的临床表现之一，对患者的学习、工作和生活都会带来不利的影响。对于各种类型的双相情感障碍患者，规范治疗、保持心境稳定是至关重要的。

主持人： 那么得了这个病是不是就得终身服药呢？

闵婕： 目前双相障碍的治疗倡导全病程的治疗理念，分为急性期、巩固期和维持期治疗。当急性症状完全缓解后即进入巩固维持期。巩固治疗期主要治疗药物、剂量应维持急性期水平不变。对已确诊的双相障碍患者，在第 2 次发作（不论是躁狂还是抑郁）缓解后立即给予维持治疗。在维持治疗期，对原治疗方案可以在医生的密切观察、指导下进行适当调整。有研究表明，使用接近有效治疗剂量的患者比低于治疗剂量的患者预防复发效果要好。维持治疗应持续多久尚无定论。多次发作者，可考虑在病情稳定达到既往发作 2~3 个循环的间歇期或 2~3 年后，边观察病情边减少药物剂量，逐渐停药，避免复发。在停药期间如有任何复发迹象，及时恢复原治疗方案，缓解后给予更长维持治疗期。在维持治疗期里应该排除可能存在的社会心理不良因素，施以心理治疗，更有效地减少复发的风险。

主持人： 有听友问，是药三分毒，药物是不是不良反应很强？是不是最好不要吃这些药，有别的办法吗？

闵婕： 几乎所有药物在一定条件下都可能引起不良反应。但只要合理使用药物，就能避免或使其危害性降到最低限度。因为不同个体对精神药物的治疗反应存在很大差异，所以医生在为每位患者制定治疗方案时会考虑患者的性别、年龄、躯体情况、是否同时使用其他药物、首发或者复发、既往对药物的反应等多方面因素，从而选择药物或剂量。患者用药后若出现不良反应，也有相应的处理措施。如出现手震颤、身体活动不灵便、眼球上翻、坐立不安等，医师会开具一些抗震颤或镇静类药物；在治疗初期患者多少会有点昏昏欲睡的感觉，但大多数患者能很快适应，我们可将药物集中在睡前服，以减少此类不良反应，还可以帮助睡眠。口干便秘也是常见的不良反应，遇到这种情况可以经常用水润喉，含服刺激唾液分泌的食品，如话梅等。便秘时摄入含纤维素较多的食物如青菜、香蕉、苹果等，也可在医生指导下间歇服用缓泻剂，如番泻叶、果导片；恶心、食欲减退、小便频繁这类症状在服用心境稳定剂，如碳酸锂时容易出现，继续服药会逐渐消失，也可以在菜中适当加点盐以改善；小便频繁可以多喝水，以补充失去的水分。药物治疗是双相障碍的主要治疗方法之一，坚持药物治疗对消除精神病理症状，防止复燃，预防复发均有重要作用。

主持人：除了药物治疗，心理治疗有必要吗？

闵婕：有必要，心理治疗的最终目标就是"让人情绪稳定"。这跟我们双相障碍的治疗目标是非常契合的。学习和实践更多调整情绪的方法是确保"长治久安"最重要的途径。但需要在药物维稳的基础上进行，心理治疗不能替代药物治疗。心理治疗和心理咨询市场比较复杂，需要慎重挑选心理咨询师。

主持人：很多家长担心，如果说孩子被诊断为双相障碍，那么将来他求职，他进入社会该怎么办？会不会困难重重？

闵婕：目前政府十分重视对精神疾病的宣传普及工作，使公众了解精神疾病，正确认识精神疾病患者，消除对精神疾病患者的社会歧视。公众媒体也加强了对精神疾病患者的良性宣传，给予精神疾病患者公正的社会环境，使精神疾病患者在竞争中实现就业。另外，政府、医院和非政府组织也为精神疾病患者提供职业康复场所，培训工作技能，寻找工作地点，使得他们可以找到一份力所能及的工作。也可以自身的兴趣为基础，在专业工作者、家属或社区团队的帮助下进行技能培训，尽可能在竞争性市场中找到并从事自己喜欢的工作。双相障碍享有"天才病"的盛名，如果搜索双相障碍的名人，就会发现一些卓有建树、卓有成就的科学家、艺术家、文学家、政治家、商务家。所以，双相障碍患者只要通过规范治疗，完全能够恢复到健康状态，并为社会做出贡献。

结束语：患病与否不是我们能够选择的，但我们能够选择的是如何应对疾病，比如把疾病控制在不影响生活的范围里，继续愉快的生活。记住，双相障碍是一种疾病，不是个人的错误，如果大家有任何的情绪问题，也可以来浦东新区精神卫生中心就诊咨询，我们也希望可以通过自己的专业知识来帮助到大家。通过规范化的治疗，患者、家属和医生三方通力合作，一起寻找解决办法，共同面对，共同成长，让生命的过山车平稳行进，更可以看到两旁无尽的精彩。

作者介绍

▶ **闵婕**（心境障碍科 主治医师）

国家二级心理咨询师

国家级司法精神鉴定师

济宁医学院精神卫生系兼职教师

擅长双相情感障碍，抑郁症，焦虑症，睡眠障碍以及精神疾病早期的诊断和治疗。

第三部分

生活服务类

对精神分裂症的误解与事实

精神分裂症到底是一个什么样的精神疾病？让我们以20世纪伟大数学家约翰·纳什为例来了解精神分裂症。

一、精神分裂症及表现

主持人：纳什的童年是在家人呵护下成长，为什么他的性格却很内向，甚至孤僻？

王强：这个问题就涉及精神病或者精神分裂症病因，虽然社会科学在发展，但病因还是无法完全清楚。从生物医学角度来讲，这是大脑的疾病。在很久以前或者远古时代，人们对精神病的看法认为是神灵附体；受佛教影响，认为是因果轮回；也有些遗传方面的因素，导致精神（疾病），但是目前为止还没有确切的结论。

主持人：纳什一方面喜欢在其他孩子面前表演，但另一方面又存在社交障碍，这两方面会同时存在吗？

王强：有同时存在的可能性。依照目前的学术观点来看，纳什确实在他幼年时候存在一些社交方面的障碍，不善于交际，长大后也与常人不一样，喜欢做一些理论方面的思考。纳什在他22岁时，就发表了以"非合作博弈"（*Non-cooperative Games*）为题论文，大概在二三十年以后，他这篇文章的理论被人们称为"纳什均衡"，这也是他后来获得诺贝尔经济学奖的最主要的一个原因。

主持人：有人说可能天才和精神病只是一步之遥，有本书叫《天才在左 疯子在右》，您怎么看呢？

王强：确实如您所讲，天才与疯子可能只是在一线之间。在我临床工作当中，也碰到类似的很有才华的患者。在病房里会碰到有的患者偶尔说出一些非常石破天惊的话，听起来很有哲理。但是一旦涉及他的病态思维，以及考虑到他可能陷入自己的幻觉妄想当中，我们还是理性地把他当成病人来看待。

主持人：这些患者是不是会有和纳什一样的共通点，他们害怕输，接受赢，如果输了，他们就不敢去面对现实。

王强：从这个角度去理解精神分裂症，还是有失偏颇。因为当一个精神分裂症患者在发病时，他受到自己幻觉妄想的支配，通常的想法是我们不能够理解和接受的，但是同时他还有正常的思维，这也是我们称之为精神分裂症的一个理由，它并不是我们传统意义说的"神分裂症就是一个人分成两个人格"。我们更倾向于讲精神分裂是他的整个的精神活动，他的理性思维和他的病态思维，不能用理性的思维来批判他的病态思维。就像纳什，他最主要的症状是幻视、幻听、被害妄想、被跟踪感。影片的前半部，我们会觉得非常真实，其实这是导演故意安排出来的，就是一个精神病患者真实的情感体验。在影片的后半部分，导演刻意的安排"他"对着空气继续讲话，做一些动作，这给予人们视觉上非常大的冲击。

主持人：当同学纷纷发表论文，而他还在为毕业论文苦恼的时候，他确实感到了前所未有的压力，幻想出来第一个人物就他的好朋友。

王强：影片中有些细节描述并不一定是纳什曾经的真实经历，导演这样安排可能有艺术构思或者情节渲染需要。现实中纳什在他30岁的时候，也就是在普林斯顿博士毕业 8 年之后第一次发病。如果向前追溯，有可能之前就出现一些精神症状，但是当时并没有影响到他的社会功能，这就是所谓的精神分裂症在发病前的前驱期。在前驱期，未曾和他亲密接触的人，是很难了解和知道患者的病态想法或者行为。那个时候的纳什，可能有两方面的因素，第一可能是面临着毕业的压力，第二个可能是他自己性格方面的因素，想找一些创新的理论，在这两方面的因素下，他可能在冥思苦想，做一些理论方面的探索。其实作为一个非常有天赋的人，所谓的哲学家或者是智人，可能就是在这样痛苦的体验当中而迸发出创新性思想的火花。

二、听众答疑

主持人：当我们遇到了一些压力的时候，我们真的可能会幻想一些人或者一些事，能够帮助们解压，如幻想自己中了 500 万元。

王强：区分病态和非病态幻想，非常重要的一点，是不是把"中 500 万元"当成一个坚信？即在现实生活中确实没中 500 万，而你却对此坚信不疑，这可称之为"妄想"，是一个精神病性的症状。如果只是想象，这可能只是对美好生活的一种向往，但若一直执着此事，甚至去落实（买车买房），这样的话可能真的就离住院不远了。

主持人：约翰·纳什曾说过："我认为疯癫可以是一种对现实世界的逃避，如果事情不尽如人意，你也许就想要幻想出更美好的事情来。在我的疯癫中,我曾认为自己是这个世界上最为重要的人。"从这句话中是不是我们可以捕捉得到他是一个极度逃避现实世界又以自我为中心的人呢?

王强:第一,我们需要考证一下约翰·纳什是否讲过这句话,如果确实说过,要看他在什么场合,什么时候讲?我更愿意相信这是在他获得诺贝尔奖以后,相关的记者或者电视台去采访他的时候,那时他的精神状况已经恢复到一个正常的状态,他或许是以一种非常戏谑的方式来调侃自己,同时也把自己患病的耻感以一种非常幽默的方式来表达出来。对精神分裂症,我们不需要特别害怕,当一个患者恢复到病前的状态,或者是达到一个相当的功能水平的状态,我们应该把他当成一个正常人,不失幽默,而且智力水平也不会因为得病而受到明显的影响。

三、精神分裂症及其特点

主持人:精神分裂症,是属于精神病当中的哪一种,它和平时说的人格分裂有什么不一样?

王强:在 ICD-10(国际疾病分类诊断第 10 版)中对精神病性的概念有非常严格的定义,即:首先有幻觉或者有妄想,所谓的幻觉就是看到别人看不到的东西,或者听到别人听不到的声音,并信以为真;或者是感觉到别人感觉不到的感触等这些我们所说的幻触、幻嗅、幻味等。还有一类就是妄想,所谓的妄想就是涉及个人自我,并且信以为真的,且很难纠正的。此外,根据内容种类,还有一种"广泛性的兴奋"。所谓的广泛性,即非常广泛性、非常重要的。而兴奋这种状态表现在他生活的方方面面,这种状况就可以定义为一个精神病性。相反在精神运动性迟滞严重的时候可能会出现木僵或者是缄默的状态。所谓的迟滞就是不言不语不动，或者是思维非常迟缓。因此，表现出特别亢奋，特别呆滞，还有所谓的幻觉、妄想。只要符合这四类当中的一类，我们就可以把它定义为精神病性的。

对于精神病性症状，除精神分裂症以外，还有躁郁症，或者严重的抑郁症，都会出现一些精神病性的症状，这都是属于精神病的范畴。

主持人：为什么我们称纳什是精神分裂而不是人格分裂，它们有什么区别呢？

王强：这是一个精神分裂症的概念，精神分裂症的英文是schizophrenia，源于希腊语词根"schizein"，意为"分开"（to split），和"phren"，意为"心灵"（mind），字面的意思就是精神分裂。精神分裂症的患者，分不清主观和客观，其幻觉、妄想很难用理性的思维区分开来。

主持人：研究发现现在每 100 人当中可能会有一个人被诊断为精神分裂症，是不是受到精神分裂症困扰的人也挺多的。

王强：发表在《柳叶刀》杂志上，由北大六院黄悦勤教授做的流行病学调查指出，现在我国精神分裂症的患病率在 0.6%~0.7%之间，这是一个整体的终身患病率，也就是从一个人出生到死亡的患病率。如果用这个患病率乘以我国的人口基数，这会是一个非常大数字。虽说患者较多，但是并不代表这个病是非常普遍或者流行。人们之所以恐惧这个病，也许第一是不了解，第二是现在的媒体信息发达，大家得到的负面信息相对较多。但实际中精神分裂症患者的危险性并不比我们普通人的发生率高，我们可能更容易理解一些，即精神分裂症患者患病后，社会功能是减退的，相应的干坏事的能力也是减退。从这个角度上来讲，精神分裂症患者发生一些肇祸行为的可能性，比我们正常人要少，但可惜目前还没有这方面的数据统计。

主持人：是否可以理解为精神分裂症患者对别人攻击性往往会弱于他对于自己的自残性，也就是更多的是自残性，是吗？

王强：对。精神分裂症患者对别人和对自己的伤害，其实概率是等同的，实际中他对自己下手的可能性比对其他人还要高，精神分裂症患者的自杀风险是要远远高于正常人的。

主持人：精神分裂症患者是不是一般都比较孤僻、傲慢、古怪，沉浸在自己的隐秘的世界？

王强：精神分裂症患者的临床表现各种各样，并不尽如纳什教授那样孤僻，有的患者可能就像我们普通人一样，不明原因或机缘巧合的因素导致他出现一些精神症状，被诊断为精神分裂症。

主持人：孤僻、古怪、沉迷自己世界中，这种性格是天生的吗？

王强：性格是每个人与生俱来的，而孤僻性格一定和精神分裂症或者和精神病相关，目前从相关文献的查找中并没有发现它们之间有明显的相关性。

四、精神分裂症的药物治疗

主持人：纳什30岁患病之后，接二连三的诊治，短暂的恢复，新的复发，这会不会与他当有药物的中断治疗有关？

王强：这是一定的。现代治疗提倡患者的终身治疗，而且现代的抗精神病药的不良反应比第一代的抗精神病药的不良反应已经减少了很多。第一代的抗精神病药服用后会非常难受。在电影中，我们看到纳什教授服药后显得非常木讷，行动不便，感觉自己的思维被阻隔。现代新型的抗精神病药某些方面的不良反应已经减弱，尤其是在行动不便（锥体外系反应）方面已经有了很大的改善。患者一定要坚持服药，如果停药，最好先和主治医生进行沟通和协商，在医生的评估和指导下考虑减药甚至停药的可能性，无论是患者本人还是家属，千万不要擅自减少或者停药。

主持人：说到药物，有位听众说 15 岁时被确诊为轻微的精神分裂症，现在 21 岁了，还没有好转。最开始出现幻听、幻视，喜欢无故地笑，吃过欣可来（肥磷胆碱钠）、律康（坦度螺酮）、哈伯因（石杉碱甲）、帕克（氨磺必利）、再普乐（奥氮平）等，电休克 18 次。现在吃欧兰宁（奥氮平）、利必通（拉莫三嗪）、碳酸锂、舒思（喹硫平）和舍曲林。最近喜欢哭，脾气很犟，有自杀的倾向，有幻觉，请问这种情况是不是吃了利必通的不良反应？

王强：从这位听友的叙述中，了解到患者所服药物品种非常多。现在临床上强调单药治疗，尽量减少合并用药。从患者目前情况和服药品种，一下子很难断定是哪个药的不良反应。但是我第一个想问的是她为什么吃这么多药？第二个患者已经出现这些不良反应，我建议还是尽快到就近的精神卫生中心去就诊，和自己的精神科医生进一步沟通。因为患者所服的药物中有些是同类的新型的抗精神病药，为什么要合并使用？患者目前所服药物大概有五六种，药物品种太杂，需要规范一下。

主持人：会不会有一些患者喜欢换药，觉得换药可能对自己的伤害会减轻一些。

王强：在精神病临床治疗上推荐单一用药，足量足疗程，如果一个药物足量足疗程效果不好，可以换用另外一类药物进行治疗，如果还是效果不明显，我们可能把它定义为一个难治性的精神分裂症。在这种情况下，可能需要组织相关的一些专家会诊，讨论最终的治疗方案。患者一定要通过正规的治疗，并去正规的精神科医院进行进一步的诊治。

主持人：听众马女士问，每天早上和下午吃利培酮，到了晚上的 18:00~19:00 有药物不良反应，觉得头晕心慌、焦虑，特别难受，是不是有什么特定的时候吃药会比较稳妥一点？

王强：如果患者已经诊为是药物不良反应，依照她所描述的情况，更多的可能是锥体外系反应的另外一个表现——所谓的静坐不能，即患者会感觉到心慌、难受，有点坐立不安。这种情况又是在特定的时间出现，是否和用药的血药浓度有关？但是依照我们用药的经验，如果长期服用这种药，剂量也一直比较稳定，血药浓度变化应该不会特别大。如果血药浓度变化较大，我建议是否考虑长效的药物或者长效的利培酮，现在有芮达（帕利哌酮片），即 9-羟利培酮，或者每个月一针注射的叫善思达（帕利哌酮针），这类药可能会对此类问题有效果，但是还是建议到专科医院，由医生当面评估以后，再做决定。

主持人：有听友问，是不是发现病情好转了，就可以减少剂量？

王强：精神分裂症是一个病因不明的疾病，现在所有治疗的药物都是对症治疗。如果一个高血压或者糖尿病的患者，即使病情好转时，也会考虑坚持用药，而不像精神病患者那样着急去停药。治疗精神分裂症的药称为抗精神病药，坚持服药，是成功治疗精神分裂症的首要的因素。至于能否停药，需要根据复发次数，症状严重程度，包括患者稳定期的状态，能够维持的时长，由精神科医生来综合来评判。现在的精神科医生都受过专业培训，会根据国际精神卫生治疗指南，结合患者个人的具体情况，制定一个合理的治疗方案。

主持人： 听众李先生问，在我们家乡认为精神方面出现问题是受到了一些惊吓，导致魂魄受损，怎样科学地解释这种现象？

王强： 对精神分裂症或者精神病的病因看法，在精神科没有发展之前，人们认为精神病很不可思议，把它归因成为上帝、佛，甚至是巫术等，也有认为是因果报应，认为上辈子做了什么事，这辈子遭到报应。现代生物医学的观点认为，这是一个大脑的疾病，是大脑出了问题，但是具体大脑出了什么样的问题，很难做出简单的解释。有观点认为该病由遗传导致。研究表明，如果父母一代患有精神疾病，遗传到一级亲属上的比例相对其他会较高，所以遗传有一定的因素，但不能说是绝对因素。所以精神病的病因比较复杂，并不是某一个方面来决定的，生物、心理、社会三方面的因素都会有影响。

主持人： 服用抗精神病药物，智商会受影响吗？

王强： 这种担忧应该是基于第一代的抗精神病药的使用，它的另外一个名称叫强镇静剂或者神经松弛剂，具有强烈的镇静作用，患者服用后会出现一些锥体外系反应，如出现面具脸，显得木讷，呆呆的，傻傻的，甚至流口水。但是深入接触精神分裂症患者，如果患病前是一个下棋的高手，即使吃了药，一般人也下不过他，所以从这个方面来讲，吃药是不会影响他的智力的。

五、精神分裂症的病因

主持人：听说父亲年龄过大，母亲在孕期的压力、病毒感染、营养不良、糖尿病等，与孩子患精神分裂症有关？

王强：遗传有一定的因素，但并不是决定因素或者100%确定因素，只是患病的概率比一般的人群高。父母高龄，或者是孕期有一些感染的因素，确实是相关风险因素。北欧一些国家，曾做过一些这方面的研究，认为孕期的风疹病毒感染和生出来的孩子患精神分裂症的可能性高，但也不是一个决定的因素。总而言之，精神分裂的病因现在还不清楚，根据已有的研究，我们只能说概率相对高一点。

结束语：美丽心灵是一个非常美好的词，什么样的心灵是美丽的，不同人会有不同的答案，但是如果说当您的内心陷入到一个自己无法自拔的世界时，一定要寻求外界的帮助。精神分裂症并非是与生俱来不可挑战的，我们要通过新的视角和眼光，勇于正视这种疾病。

作者介绍

▶ **王强**（精神科 副主任医师）

副教授，熟练掌握精神科领域的理论知识、临床各种常见疾病的诊治，具有丰富的临床经验，尤其擅长老年痴呆的诊断和治疗。

如何在更年期拥有甜美的睡眠

　　更年期是每个女性不可回避的人生阶段，而失眠是这阶段最常见的症状之一了，给女性朋友带来了非常大的痛苦。那么怎样在更年期拥有甜美的睡眠，成为较多女性关心的问题。

一、如何理解更年期失眠

　　主持人：很多人知道更年期，而更年期失眠该如何理解？

　　秦瑀：更年期又称为围绝经期，是女性从卵巢功能衰退到老年前期的过渡时期，年龄一般在 45~55 岁，每个人持续时间不同，短则一两年，长则 10 年。在这个时期如果发生的睡眠障碍就统称为更年期失眠。

　　主持人：更年期的睡眠障碍有哪些表现呢？

　　秦瑀：入睡困难，睡眠浅梦多，睡眠时间长度不够，睡眠不真实，睡眠质量差，白天觉得乏力，并有一些伴随症状，如潮热、面部的烘热、盗汗、烦躁易怒、阴道干涩、情绪障碍等。

　　主持人：更年期失眠的发病率高吗？还是只不过是在一小部分人身上会发生？

　　秦瑀：发病率确实还比较高的，有文献报道，失眠在更年期女性中发病率高达 53%。

主持人：说到更年期失眠，是不是所有的女性在更年期都会出现这个情况，还是说其实可能受到一些环境或者生活习惯的影响导致呢？

秦瑀：更年期的失眠，它在部分女性中比较明显。有一部分人更年期没啥症状，很快就度过了；还有一部分人症状比较重，比如说敏感好胜的，喜欢拿自己跟别人对比，对他人的评价特别在意；有一些做事情特别追求完美的，这样的人可能在工作岗位上能把事做好，但是睡眠可能就会受影响。还有一些性格内向、孤僻，不善于表达，不喜欢跟外面接触的人，更年期失眠也是比较重的。此外，一些家庭地位低、收入低、夫妻关系不融洽、家人不理解的女性，这一部分人也比较容易发生失眠。

主持人：说到失眠啊，有的可能睡得比较浅，容易醒，有的可能就是睡不着觉。我们说人类有近 1/3 的时间是在睡眠中度过的，如果说出现更年期的失眠，后果会怎么样？

秦瑀：睡眠不好的话，首先会出现一些躯体的症状，如头晕、头痛、心悸、乏力进而影响工作，也会诱发一些内科疾病，如更年期妇女的冠心病就同失眠有关。长时间睡眠不好，还会出现逻辑推理能力障碍、认知功能减退。

主持人：为什么更年期的女性会出现失眠？我很想了解一下，男性有更年期吗？男性更年期会不会也有失眠的问题？

秦瑀：男性也会有更年期，但是女性更明显，这和女性所处特殊时期有关。这个时期女性的卵巢功能逐渐衰退，雌激素水平下降，下丘脑–垂体失去雌激素的反馈调节作用，使促性腺激素分泌亢进，神经递质分泌紊乱。5-羟色胺在睡眠与觉醒转换中有重要作用，有临床研究证实，更年期患者容易发生急躁、易怒、心神不宁，以及失眠多梦等症状，和血清 5-羟色胺含量存在直接的联系。此外，进入更年期后，随着雌激素分泌逐渐减少，血管内环境平衡也随之失衡，容易出现血管舒缩失调症状，如手足发凉、心慌、潮热、汗出等。此外，慢性疾病、微量元素缺乏、情绪障碍、工作压力、婚姻状况、家庭关系、邻里关系、收入、文化程度等社会因素也会导致女性更年期失眠的发生。

主持人：您也是中医方面的专家，能不能从中医方面来给我们分享一下中医是怎么看待更年期失眠的？

秦瑀：中医古籍其实对更年期包括更年期失眠并没有专病的记载，它归属于"不寐病、百合病、脏躁"这些病里面。现代中医就把它归于"围绝经期前后诸证"，亦称"更年期综合征"，失眠是其中最常见的病症。《黄帝内经·素问》记载"女子……七七任脉虚，太冲脉衰少，天癸竭，地道不通，故形坏而无子也。"就是说当女性49 岁的时候，冲任功能逐渐减退，天癸（指月经）将衰竭，这个时候不容易怀孕生子。从中医角度讲，天癸衰竭，肾里面的元阴元阳都是减少的。而中医认为肾是先天之本，女子又以肝为先天，肝肾同源，所以说更年期女性症状以肝肾亏虚为本。

二、更年期失眠的诊断和治疗

主持人：专家是怎么来判断更年期失眠的？

秦瑀：目前还没有一个专门针对更年期失眠的诊断标准，它主要参考失眠症的诊断标准及围绝经期综合征的诊断标准。失眠症的标准：以失眠为主诉，夜里睡不着，睡眠比较浅、梦多，夜间容易醒，醒后难以再次入睡，白天感到疲劳，日夜过分关注睡眠或失眠产生的后果。因失眠出现了精神上的苦恼，甚至影响到社会功能。上述症状，一周至少出现三次，持续时间达到一个月以上，我们即可诊断失眠症，再结合发病年龄处于围绝经期，伴有月经紊乱、闭经或性欲减退，潮热盗汗等症状，性激素检测提示雌激素含量低，综合这些，即可诊断为更年期失眠。

主持人：怎样才能像年轻的时候一样拥有甜美的睡眠？

秦瑀：首先要摆正心态，对更年期要有一个正确的认识，明白更年期是人人都要度过的，但并非人人都会得病的，对于进入更年期要避免过度害怕及恐慌。其次要学会情绪管理，如这个时期经常会出现各种情绪障碍，可能一件很小的事情，都会莫名其妙地发火，有些人还容易紧张焦虑。今天为大家介绍一些比较常用的调节情绪的方法，比如说心理学上常用的呼吸放松法，对于烦躁、紧张、焦虑都有帮助。我再介绍一个中医的放松功，它是气功的一种，也能起到调节情绪的作用，这有点类似心理学上的肌肉放松法结合冥想。放松功有动功和静功之分，静功里有三线放松、分段放松、局部放松等，可以拍打肌肉的是动功。这里我推荐的是三线放松功，简单易学，我们在社区也都推广过。其操作要点：取一个舒适的体位，坐或站都可以，但是如果佩戴框架眼镜，需要把眼镜摘掉，还有一些类似手表之类可能束缚你的东西也都要摘掉。

主持人：摘掉了以后就是闭上眼睛冥想吗？

秦瑀：对，配合冥想。它有三条放松线路，第一条线路，从头部，然后两侧颞部，到肩部，再到躯体两侧到大腿两侧、小腿，然后至足两侧。另外一条线路从我们头颈部到胸腹部，到大腿前侧、小腿前侧，一直到我们大脚趾趾甲边隐白穴。还有一条线路从头面部到颈部、背部，然后至臀部、大腿后侧、小腿后侧，然后到脚后跟涌泉穴。做放松训练的时候，心里可以配合默念松、静。

　　主持人：是不是说我们做头面部放松时，可配合冥想，念松的时候需要拖音？

　　秦瑀：对，可配合冥想，比如头部放松时，可意念至百会穴，配合默念松，不一定要发出声音。再比如沿第三条线放松至涌泉穴时，可在涌泉穴的位置多停留片刻。这同瑜伽冥想有些类似。另外，除了念"松"，也可以念"静"。

　　主持人：刚才您说了配合呼吸，我们呼吸应该是吸气还是呼气？

　　秦瑀：呼吸放松法是这样做的：首先取一个舒适的体位，然后让心静下来，鼻孔慢慢吸气，想象气从鼻腔到气管进入你的腹部，然后腹部随着呼吸，慢慢地把你的肚子鼓起来，鼓足气以后，稍微屏息一下，然后再从口将气慢慢地吐出来。同样的步骤连续做2~3次。

　　主持人：如果你让我做的话，我会觉得我越来越清醒，因为我得按照你这个步骤，什么地方我要吸，什么地方我要呼，然后这条线应该从哪到哪都不能弄错。

　　秦瑀：不一定完全按照这步骤执行，就像三线放松法，你只要按照前面、侧面、后面三条线路去放松即可。如果局部有不适，还可选择局部放松法，比如睡前觉得头脑中想法特别多，就可选择局部放松。

　　主持人：这个情绪管理方法，建议在白天做，还是睡前做？

　　秦瑀：都可以。如果睡眠不好放在睡前做，可以缓解睡前的紧张焦虑。因为有很多失眠患者在入睡前会担心自己到底能否睡着。

主持人：有的人就会有这样的想法，有太多精神的包袱。那么除了这以外还有一些什么样的妙招？

秦瑀：比如劳逸结合，适当锻炼。因为劳逸结合可使经络通畅，气血调和，比如瑜伽、太极、八段锦等锻炼都可以。其中八段锦简单易学。当然像健身舞、慢跑、散步、打乒乓这些也都可以。但是更年期的女性不建议运动后大汗淋漓，运动过度可能会伤及阳气。要以运动后感觉心情佳、精神好为要点。

主持人：微微出点汗就可以是吗？

秦瑀：是的，中医有这样的说法：久卧伤气，久坐伤肉，久行伤筋，久立伤骨，样样过犹不及。

主持人：把握度很重要，是吗？

秦瑀：是的，一切运动以自己舒适为佳。

主持人：那么，除此以外还有一些别的方法吗？

秦瑀：家庭的支持，丈夫、子女对自己的理解。作为丈夫，应提前了解一些女性更年期知识，对妻子这个时期的情绪多包容一些。

主持人：那么，除了家庭支持以外，我们还有一些什么样的办法？比如说心理治疗？

秦瑀：更年期女性都会或多或少存在情绪问题，如果这个情绪问题，通过自行调解，或与别人倾诉后，仍无法缓解，甚至影响到你的工作、生活，建议要到心理咨询机构或专业的精神卫生中心去就诊，我们专业的心理医师会根据你的情况进行评估治疗。

主持人：也就是专业的事情就交给专业的人来做就可以了。除此以外，是不是可以用药物治疗？

秦瑀：是的。助眠的药物比较多的，我们常用的有苯二氮䓬类药物、非苯二氮䓬类药物。前者主要有一些大家比较熟悉的阿普唑仑、艾司唑仑、氯硝安定等；后者主要有佐匹克隆、右佐匹克隆、唑匹坦等，这些都是临床上用的比较多的。非苯二氮䓬类药物与苯二氮䓬类药物相比，它成瘾性低、残留症状轻。因为更年期失眠与雌激素含量下降有关，有些女性的潮热、阴道干涩等症状特别明显，也可以使用激素替代疗法，该方法在一些综合医院还是用的比较多的，它可以快速地缓解更年期的部分症状，提高女性的生活质量。

主持人：可能很多听友更愿意了解一些中医的治疗，总觉得是药三分毒，或者说哪怕用中药的话，它可能对身体产生的不良反应会比较小。

秦瑀：中医根据女性的生理变化，着眼于整体调理标本同治，它在改善失眠症状的同时，还可兼顾更年期症状，如潮热、出汗、紧张烦躁等。中医治疗更年期的方法是很多的，比如喝中药汤剂、服中成药，贴耳穴，穴位按压，或者药膳茶饮，放松功等。

主持人：是不是还可以配合一些什么物理治疗？

秦瑀：是的，脑电生物反馈治疗是目前用的比较多。我们浦东新区精神卫生中心就有该治疗项目。

主持人：除了物理治疗还有一些什么方法可以推荐？音乐治疗听说也不错。

秦瑀：早在2000多年前《黄帝内经》就有五音疗疾的记载，一些古筝曲如《春江花月夜》《二泉映月》《平沙落雁》，都有很好的安神效果。现代医学研究发现，音乐可以直接作用下丘脑和边缘系统等人脑主管情绪的中枢，能对人的情绪进行双向调节。音乐治疗时间一般在 30 分钟左右,时间不宜过长,音量不宜过大,控制在 40~60 分贝,每日 1~2 次。

主持人:中医遵循治未病,即将迈入更年期,要不要提前预防一下?

秦瑀:可以的。中医讲究未病先防,其实在我们未病期(还没有进入到更年期的时候),可能有些女性已经出现了月经紊乱,这个时候我们如果进行中药的干预调理,不仅可以改善月经不调的症状,可能还会减轻接下来的更年期症状。心理治疗也同样如此,就是说如果你出现一些情绪问题,通过自我疏导没有办法改善,赶紧到医院心理门诊帮你疏导。对一些已经出现更年期症状的,我们可以针对潮热、失眠、头晕乏力、腰膝酸软、尿频、抑郁、焦虑等多种症状进行中医中药的调理。提前给予中医药的干预,或者提前给予心理治疗,都能减少更年期症状的发生。

主持人:不是所有人都会很好地把握时机,应该什么时候去找专家看呢?

秦瑀:如果对这个时机没有办法把握,可以直接到医院进行评估,比如我们医院的中医门诊、心理门诊均有很多量表检测,可以帮助你评估。比如说睡眠不好,我们有匹兹堡睡眠质量指数量表,我们还有评估抑郁的汉密尔顿抑郁量表、评估焦虑的汉密尔顿焦虑量表等等,我们可以根据量表检测结果,进行一个多学科的诊疗。比如汉密尔顿抑郁量表评分大于等于 17 分,可能合并抑郁了,我们这时会帮忙转到医院的心境障碍门诊或心理治疗门诊,采取多学科多手段的治疗。

主持人:很多听众希望了解吃什么对失眠有好处,能介绍一下吗?

秦瑀：中医门诊经常会被问到吃什么好。中医讲药食同源，确实有一些食物可以补肝肾。比如说我们平时吃的鱼肉、瘦肉、鸭肉、豆奶、百合、山药、银耳、枸杞子、南瓜、桑葚、莲子、薏米仁等都有滋补肝肾的作用。这个时期的女性会发胖，多吃一些谷物类的东西，让自己有饱胀感，可以帮助控制体重。

主持人：有一些女性觉得既然虚了，是不是要进补，能不能吃些人参、西洋参或者红参？

秦瑀：更年期的女性相对来说偏阴虚的多一点，像西洋参是可以少量使用的，但是红参、高丽参这些我们不太推荐，容易上火。还有红枣，也不能天天吃，吃多了就上火了。

主持人：在睡前泡脚有益吗？

秦瑀：泡脚可取，足浴可以帮助睡眠，清水泡或加一些助眠的中药都是可以的。临床上有不少失眠属于心肾不交所致，足浴时可用手心按压脚心涌泉穴辅助睡眠。

三、平安渡过更年期

主持人：更年期失眠是不是也会成为女性的一大流行病？

秦瑀：据我所知，有些地方已经把失眠作为慢病去管理了。

主持人：据说，蜂王胎营养价值很高，对女人更年期、产后恢复卵巢的保养有很大帮助，还能够调理皮肤和睡眠，想听听您的意见。

秦瑀：蜂王浆或蜂王胎作为保健品，可提高免疫力，也可补充雌激素，服用后可能会减轻一些症状，但是需要把握一个度，如果雌激素补充过度的话，可能会诱发乳腺癌、子宫内膜癌。

主持人：好胜敏感的女性比较容易出现更年期失眠的情况？

秦瑀：是的。临床发现敏感好胜的或追求完美主义的女性，确实在更年期的症状相对会比其他人要重一点。

主持人：张女士说，人到中年，生活美满，孩子懂事，可是更年期一来动不动就心慌气短，心烦出汗，容易疲倦，这些都还能够忍受，但是整夜的失眠实在令人太痛苦了。每天晚上听到老公在旁边悠长的鼾声，恨不得求人一个闷棍把自己打晕了，能够换得一次酣睡。想问一下有什么办法吗？

秦瑀：首先该听众爱人打鼾影响到她，也就是睡眠环境不是很好，可以试着换个房间。根据该听众描述，她已经出现较长时间的整夜睡不着，失眠症状相对较重，可能需要借助药物治疗。当然，服用的助眠药物需要到医院经医生评估后才能开具。

主持人：失眠会不会跟睡前吃了东西有关系？

秦瑀：中医里面就有"胃不和则卧不安"的说法，我们其实不太建议睡前吃很多的东西。

主持人：更年期失眠吃什么中成药好？

秦瑀：中医讲究辨证论治，不同证型用药不同。一般来说，更年期失眠者中阴虚火旺这一类型比较多，可以选用知柏地黄丸，该药由六味地黄丸加入知母、黄柏两味药物，既可补肝肾，又可清虚火。药店都可以买到。

主持人：女性更年期症状，不想用药物治疗，希望慢慢自愈，那么能不能自愈呢？

秦瑀：能自愈，但是要学会摆正心态，调整生活方式，管理情绪。

结束语：随着时代的发展，女性面临更多的工作任务和挑战，来自家庭、社会的各种压力加剧了更年期女性的情绪变化，导致失眠、抑郁、焦虑等疾病发生。因此，女性更年期要及时调整好心态，建立和谐的家庭和人际关系，学会抒发和排解不良情绪，多参加集体活动。一旦出现症状自我调节后无法缓解，及时至专业机构进行评估和治疗。

作者介绍

▶ **秦瑀**（中医科 主治医师）

国家二级心理咨询师　心理治疗师（中级）

上海市基层名老中医专家传承工作室继承人

上海市中西医结合学会精神疾病专委会青年委员

上海市食疗研究会膏方专业委员会委员

上海市浦东新区优秀青年医学人才培养

临床擅长焦虑症、失眠症、抑郁症等中医情志病的中西医治疗及中医治疗抗精神病药物所致不良反应（如闭经、便秘、流涎、肥胖等）。

得了老年痴呆怎么办

如我们老了，或者说我们身边的老人，记性变差了，脾气也变坏了，我们该怎么办呢？我们一起来认识老年痴呆，应对老年痴呆。

一、老年痴呆的症状

主持人：什么是老年痴呆？

张雷：临床上对痴呆的定义是一种以获得性认知功能损害为核心，并导致日常生活、社会交往和工作能力明显减退的综合征。患者的认知功能损害是记忆、学习、定向、理解、判断、计算、语言、视空间功能、分析及解决问题等能力减退。在病程某一阶段常伴有精神、行为和人格异常，而不仅仅是记忆力减退。

主持人：怎么样来辨识家里的老年人的痴呆是轻度、中度，还是重度呢？

张雷：最常见的老年期痴呆就是阿尔茨海默病，它是一种中枢神经系统退行性变性疾病，起病隐匿，是慢性进行性病程，各期无截然分界。

1. 早期　一般持续1~3年，症状轻微，以近记忆障碍，学习新知识能力下降、视空间定向障碍、缺乏主动性为主要表现。也伴有相对较轻的远期记忆障碍，词汇变少，偶尔易激惹，悲伤，患者社会功能尚可，记忆障碍常易被忽略。生活自理或部分自理。

2．中期　病情继续发展，认知障碍加重，智力与人格改变日益明显，出现皮质受损症状，如失语、失用、失认等，流畅性失语，也可出现幻觉妄想，烦躁不安，踱来踱去。神经系可由肌张力增高等锥体外系症状。生活部分自理或不能自理。

3．晚期　呈明显痴呆状态，生活完全不能自理。有明显的肌强直，震颤和强握，摸索，吸吮反射。大小便失禁，可出现癫痫发作，脑室扩大，脑沟增宽。

最终结局：营养不良、压疮、肺炎、骨折等合并症或者衰竭。

主持人：早期记性有点不好，略有悲伤，是老年痴呆吗？

张雷：早期痴呆患者记忆力下降，但是其个人基本生活能够自理，家里人、朋友常常也不会注意到。有时候即使家人注意到了，也只是觉得老年人的记忆退化是很正常的现象，从而忽略掉了。轻度痴呆患者可出现抑郁，一般是反应性抑郁，他可能感觉记性不好，生活受到困扰，而又不愿意让别人知道，就会出现悲伤反应，其实真正符合抑郁发作的情况比较少，仍建议家属带患者至认知障碍专科门诊诊疗。

主持人：如何观察老年痴呆的早期症状？

张雷：一般情况下，年纪大了，记忆力差了，这是自然现象。一个人十几岁的时候记忆力最好，四五十岁就往下降了，到六七十岁了下降得更快，这是常态。但是有一部分记忆力下降是病理性的，发生年龄较早，四五十岁发生，进展迅速，几个月甚至几天记忆力很差，显著影响生活或社会功能，这种情况下应尽快至医院检查评估，及时诊疗。

主持人：常见老年痴呆还有哪些呢？

张雷：常见的老年痴呆主要有阿尔茨海默病、血管性痴呆、帕金森病痴呆等。血管性痴呆是指由于脑血管病变引起，以痴呆为主要临床症状的疾病，在严重脑血管病后急性起病，或在数次轻微脑卒中后缓慢出现。帕金森病是一种原发性中枢神经系统变性疾病，也会出现认知损害，严重者发展为痴呆。

主持人：帕金森病和阿尔茨海默病怎么区分呢？

张雷：它们的病理、病因和发病机制，以及临床表现等都不一样。帕金森病多发生于中老年，缓慢起病，主要表现是运动缓慢或减少、肌僵直和肢体的静止性震颤；而阿尔茨海默病与此不同，首发表现主要是认知功能减退，实验室和脑影像学检查可以辅助鉴别。

主持人：轻度认知功能障碍和痴呆怎么区别呢？

张雷：从医学的角度，认知障碍分为轻度认知障碍与痴呆，轻度认知障碍是介于正常老化与轻度痴呆之间的一种状态，只有记忆障碍和或轻度的其他认知功能障碍。此阶段患者的社会职业或日常生活功能未受影响，据估计我国65岁及以上老年人群中轻度认知障碍的患病率约在10%~20%，其中超过一半的患者会在5年内进展为痴呆。早期发现轻度认知障碍并进行干预，可有助于延缓或阻止痴呆的发生与进展。

主持人：轻度认知障碍怎么发现呢？

张雷：认知障碍的早期阶段是疾病的最佳干预时期，及早就诊并给予专业的治疗，有利于控制病情进展。如果家里老人出现下面这些症状，要尽早到医院做检查，记忆减退和过去的一年相比，记忆有可察觉的变化，常常忘记刚发生的事情，比如刚说过的话或者刚做过的事，计算能力、注意力减退，买菜缴费算不清账，买了东西不给钱或给了钱不拿东西，性格性情有改变，变得固执、多疑或经常发呆，情绪低落，缺乏兴趣，行为个性改变，让家人难以理解，少数人会出现幻觉。如果老人出现了这些症状，一定要尽早到医院的记忆门诊、神经内科等科室就诊，早发现、早诊断、早治疗。

主持人：常见的痴呆精神行为症状还有哪些？

张雷：几乎所有痴呆患者在病程中表现出精神行为症状，给患者、家属和照料者造成心理痛苦，影响他们的生活质量，增加医疗费用和护理负担。常见的妄想有物品被窃或被藏匿。各种幻觉都可出现，视幻觉多，看到外人在家中活动，看到死去的亲人等。会出现抑郁、焦虑，情绪不稳，言语攻击和身体攻击等，但造成的严重伤害事件极少见。还会出现一些活动异常，如多种无目的或重复地活动，反复收集衣物，整日徘徊，夜间外出，尖叫，拉扯等。还会出现饮食减少、体重减轻、营养不良、白天睡觉、晚上吵闹等等。

主持人：能不能给我们讲解一下痴呆患者人格方面的变化？

张雷：痴呆患者的人格改变很常见，比如说有人以前蛮爱干净的，现在在邋里邋遢的，几天不洗澡也不觉得有问题，乱捡垃圾存在家里，以前可能是特别有奉献精神的老人现在跟小孩抢吃的。当老年人逐渐出现这些情况时，如果合并记忆减退的话，需要尽快去专科医院诊疗。

主持人：有听友问，老年痴呆症的症状有哪些？

张雷：就是一些早期的症状，比如说记性不好了，重要的约定突然爽约了，工作能力下降了，然后待人接物没有以前那么游刃有余了，丢三落四了，等等，这些可能就是早期的一些症状。

二、老年痴呆的治疗

主持人：痴呆该怎么治疗呢？

张雷：痴呆的治疗原则是：

1. 尽早诊断，及时治疗，终身管理。

2. 现有的抗阿尔茨海默病药物虽不能逆转疾病，但可以延缓进展，应尽可能坚持长期治疗。

3. 针对痴呆伴发的精神行为症状，非药物干预为首选，抗痴呆治疗是基本，必要时可使用精神药物，但应定期评估疗效和不良反应，避免长期使用。

4. 对照料者的健康教育、心理支持及实际帮助，可改善阿尔茨海默病患者的生活质量。

主持人：阿尔茨海默病（AD）通常有什么药物治疗呢？

张雷：首先是改善认知的药物治疗：

1. 胆碱酯酶抑制剂　是目前治疗轻中度 AD 一线用药如多奈哌齐巴拉汀、加兰他敏、石山碱甲等等。这些药物可以改善认知，延缓 AD 认知障碍衰退进程，可长期服用。

2. 谷氨酸受体拮抗剂如美金刚　它可以改善认知功能及精神行为症状，可长期服用。

3. 其他药物　如甘露特钠胶囊、银杏叶提取物、茴拉西坦、奥拉西坦等。

此外还有关于精神行为症状的治疗。

主持人：出现严重的幻觉、妄想和兴奋冲动症状，应如何处理？

张雷：出现严重的幻觉、妄想和兴奋冲动症状，可予以抗精神病药物治疗，建议带患者至专科医院诊治。

主持人：有听众问，对于这样的一些老年患者，中医治疗可不可以？比如中药、针灸、推拿等。

张雷：中医对痴呆治疗有帮助。有的痴呆患者肢体活动功能下降，需要做一些被动运动，这个时候针灸推拿的是有很大帮助的。

主持人：有没有一些什么运动疗法？

张雷：运动疗法可以维持和改善关节活动度，增强肌力，增强耐力，改善平衡协调能力，增强心血管功能，改善呼吸功能，改善日常生活活动能力。要根据个人实际情况来选择适宜的训练，常见的散步、太极拳、放松体操等，注意低难度，掌握好运动强度，避免受伤。卧床患者注意实施关节松动运动。

主持人：听说跳芭蕾会对患有老年痴呆的老年人有帮助？

张雷：提起芭蕾舞，想前一段时间有一个很火的网络视频，就是一个老太太坐在轮椅上，给她放音乐的时候她会跟着音乐起舞。音乐治疗对痴呆患者是有帮助的，但是芭蕾舞对身体各个方面要求太高了。我们可以做一些其他的运动治疗，采用认知训练，可以让老年人做一些习题，或者说做一些力所能及的家务，如织毛衣之类的一些事情，填字游戏或者是数独游戏，不追求他做得多好，是要让他脑子动起来对，希望通过大脑的训练，延缓其衰退进程。

主持人：画钟法可以筛查痴呆，是吗？

张雷：画钟法是一种临床上常用的认知测试方法，它是一个很好的筛查工具，测试时需要注意被测试者的视力、手运动能力等情况。我们不能单从其结果就做出痴呆的诊断，而是要综合考虑患者的病史、精神检查、辅助检查等资料，通过专科医生才能做出相应的诊断并制定治疗方案。

主持人：有人认为老了以后都会记性变差，也无法根治，索性就不去治疗了。这是一种误区吗？

张雷：其实，痴呆是一个动态过程，发现记忆力减退、学习新知识困难等早期症状后，建议尽快到专科去看一看，查一查，如果发现确实存在痴呆问题，早点干预，能延缓它的进程，减轻家人负担，减轻患者痛苦。一定要早干预、早治疗，才能早获益。痴呆防治永不言迟！

主持人：老年痴呆是否可逆？

张雷：痴呆是一个大的综合症状群，部分如阿尔茨海默病是难以逆转的，但是部分是可以有逆转的，如脑血管病所致认知损害，脑卒中后出现的认知障碍经过有效的治疗后只有小部分患者维持认知障碍状态甚至痴呆，正常压力脑积水经过治疗痴呆症状可能改善。所以，不可以对痴呆漠视，任其发展，而要认真详细检查，筛除非神经系统退行性病变的痴呆患者，进行有效的病因治疗和对症治疗。

三、老年痴呆的预防与护理

主持人：我们怎么预防痴呆呢？

张雷：痴呆的确切原因和发病机制目前还不完全清楚，"元凶"不知道，"帮凶"一大堆，目前已知的危险因素包括高龄、受教育程度低、有认知障碍家族史、头颅外伤史、糖尿病、中年高血压、缺乏锻炼、抑郁等，我们如果能把这些危险因素降低，或许会获益。比如说文化水平低，我们就提高教育水平，通过早期文化教育可以增强大脑功能储备，而延缓阿尔茨海默病的临床症状发生。早发现早治疗抑郁症。控制血压、血糖，适度锻炼，避免吸烟饮酒等。至于遗传因素，是众多危险因素的一个，不能因为家族里有痴呆患者就整天担惊受怕，我们只要尽早地重视，然后改变生活方式，控制危险因素，就能够起到预防作用。

主持人：痴呆患者的饮食应该注意些什么？

张雷：合理的饮食有利于预防和控制老年痴呆，饮食中需要有充足的必需脂肪酸，注意低糖饮食，注意补充维生素、矿物质，海产品、鱼类、乳类、食用菌、豆类及制品、各种蔬菜水果等。适量的补充粗粮和各种动植物饮食，各种维生素矿物质。应该避免烟、酒、高糖食品等。

主持人：如何和痴呆患者相处？

张雷：和老年痴呆患者相处，需要有良好的交流和充分的尊重，跟他们交流的时候，我们要有充满爱心，避免争执，采取非批判性态度，了解接受老人要表达的内容，即使他们的表达不一定符合现实情境，也应采取尊重和保护的态度。沟通方式应具有灵活性，安抚的肢体语言让他们有安全感。即使说错话也不要指责，纠错也要委婉表达或转移注意力，避免抬杠。尽量让患者在安全熟悉的环境中生活。控制不可接受的危险行为，建立积极行为，忽略安全范围内的不合适行为。

主持人：痴呆患者需要 24 小时监护吗？

张雷：监护方式方法要根据情况决定，如果是轻度痴呆，生活能够自理的话，就不一定需要 24 小时监护，而中到重度痴呆患者还是需要有人陪护的。根据情况做一个相对应的陪护和治疗，比如说痴呆程度轻一点的，身体健康状况好一点的，他们就居家照料，或者入住有痴呆看护的养老院、日间托老所等。但是，如果痴呆程度轻，幻觉妄想等精神行为症状很明显的，那么你可以带他去门诊去看病配药物或者是短期内的住院治疗再居家照料。痴呆患者也会有严重躯体疾病，躯体疾病加重也要住院治疗和陪护。总的来说，痴呆患者的治疗照顾是需要家庭、社区、专业医生多方协同，为患者提供连续的全方位的服务。

主持人：家里长辈患了认知障碍，我们该怎么帮助他呢？

张雷：1. 亲情照料　保持和老人的亲情交流，减少老人的孤独和无助感，鼓励老人自己做力所能及的事情，多陪老人散步做游戏的。

2. 防止老人自我伤害　特别留意可能的危险品，保管好有毒物品或药品利器和电器。

3. 防止老人意外伤害　患者的反应能力可能下降，某些场合避免患者独自行动。家里地面地板要防滑，以防意外摔倒。

4. 注意用药安全　认知障碍老人多伴有其他慢性病，用药较多，要避免服用不到位。

5. 防老人走失　认知障碍老人可能会不记得回家的路，又难以说明自己的姓名和住址，家属可在老人身上放置写有姓名、家庭住址和联系电话的卡片。

6. 重要的一些东西，比如说身份证、户口本、钱财等需要专人保管。

对待认知障碍患者一定要做好积极预防、早期发现、专业诊治、功能康复，携手照顾，全程关爱。

主持人：如果老人趁家人晚上睡熟之际，开了门偷偷地出去了，怎么办？

张雷：1. 保持睡眠卫生，睡前避免咖啡、酒精，白天适当的躯体活动对睡眠有益。

2. 逐渐减少白天睡眠时间。

3. 可以辅助一些镇静催眠药物。

4. 晚上时可以将家门反锁。

为了预防患者出走甚至走失，我可以给他带一个手环，衣物上装上定位仪，在贴身衣物上留下有个人信息的卡片。

主持人：有听友问，刚40多岁，有些甚至40岁都不到，就已经有你刚才说到这些情况了，怎么办？

张雷：正常人不可能把所有见过、听过、做过的事情都记住，更不能全部回忆起来，会发生遗忘，这和他的情感、兴趣、爱好、注意等情况相关，发生上述情况不能简单说是痴呆了，而是要仔细评估一下自己的精神状态、躯体状态、睡眠情况等，最好要到记忆门诊综合评估一下。

主持人：如何护理老年痴呆患者？

张雷：对老年痴呆患者的护理，一般按照痴呆的严重程度、患者的躯体状况以及医疗机构的情况等综合考量。一般包含以下内容：

1. 生活护理　督促、辅导或协助轻度痴呆患者完成日常生活的料理，对重度痴呆或者躯体情况较差的患者提供全面的生活护理。

2. 饮食护理　保证老年痴呆患者摄入的饮食结构合理、营养充分，注意患者在饮食过程中可能出现的呛咳、误吸、噎食等安全性问题，必要的可予以辅助措施。

3. 安全方面的护理　防老年痴呆患者走失、意外事故和外伤等。对住院的老年痴呆患者，防止患者之间的攻击行为导致的外伤、自由行走患者的跌伤及骨折等。

4. 病情观察与记录　老年痴呆患者往往合并多种躯体疾病，护理中应观察患者服药情况、躯体情况以及行为习惯的变化，以便及时应对。

结束语： 对于痴呆的干预，对家属来说做到早发现、早治疗，多陪伴，多鼓励，多支持，多关心，少指责。对患者来讲，拥有良好的生活方式，多用脑，读书看报，学习新事物，培养多种的业余爱好，活跃思维，锻炼大脑，进行适宜的体育锻炼，延缓大脑的衰退，让生活更美好！

作者介绍

▶ **张雷**（精神科四病区　主治医师）

国家二级心理咨询师、心理治疗师。

擅长老年期精神障碍、老年期痴呆诊断及治疗。

心里的话儿向谁说

倾诉是一种释放，当有情绪、压力需要倾诉时，心里的话向谁说呢？在寻求心理帮助时，需要了解到底什么是心理咨询、心理治疗？在什么样的情况下，需要专业的心理咨询和心理治疗，以及专业的心理咨询和心理治疗是如何开展的？

一、心理咨询与心理治疗常识

主持人：什么是心理咨询？

庄红平：有的人认为心理咨询就是聊聊天、问问题，心理咨询师给个答案而已，其实这种认识是错误的。心理咨询是专业的心理咨询师在调动来访者的积极性的前提之下，一起来分析解决问题，最终实现助人自助的过程。心理咨询绝对不是简单的聊天，因为聊天常常是漫无目的的，既没有中心思想，也不需要专业知识，而心理咨询需要深厚的心理学功底，需要一些技巧和方法，而且是有目的、有计划的访谈。

主持人：您认为一个健康的人需要进行心理咨询吗？

庄红平：首先我们对什么是心理健康要有一个全面的认识。心理状态分为正常心理和异常心理或变态心理。异常的心理就是我们所说的精神疾病。正常心理分为健康心理和不健康心理，心理不健康不等于变态心理或者异常心理的，心理不健康和心理疾病是两个不同的概念。心理咨询主要是针对这些心理不健康的人进行工作。

心理健康的人也可以寻求心理咨询，因为有些心理健康的人想让自己发展得更好一些、更多地了解自己，这叫发展性心理咨询。

主持人：有两种情况一是跟孩子有一些矛盾，或跟爱人有矛盾，但等发了一顿脾气之后，忽然间意识到刚才情绪失控，太冲动了。二是一直觉得你做的都对，问题都是出在别人身上。这两种情况哪一种需要寻求心理咨询呢？

庄红平：这两种都需要。如果能够自助，当然是很好的一件事情。有些人想自助，比如看一些书，或者找其他人寻求答案，但往往并不成功。当他们来找我们的时候，我们就有一种很强的遗憾感，为什么不早点来？

主持人：我以为没有引起身体上的不适，比如失眠、多梦、感觉痛苦等不用找你们咨询，其实在矛盾的初期，就应该寻求你们的帮助了，是吗？

庄红平：在矛盾的初期寻求帮助，价值是最大的。《黄帝内经》有这样一个观点：上医治未病。还没有生病的时候，作用是最好的，效益是最高的。所以早期干预、有意识地解决这些问题，对于个人的心理健康、家庭整体的健康和谐美满是非常有必要的。

主持人：心理咨询的主要对象都是心理不健康的人群吗？

庄红平：所谓心理不健康是指正常人出现的问题，比如说出现一些痛苦、一些问题没解决、压力矛盾，但是处于正常状态，比如思维没有问题，没有幻觉妄想这些精神病症状，这些人是非常适合于做心理咨询的。另外一部分人是我们说心理健康的人，其实一个人想保持很好的心理健康水准，不是那么容易的，因为我们心理状态总是在波动。在低谷的时候，可能心理不健康了。所以心理咨询对于心理不健康和心理健康的人都是很好的应对方法，或者说心理健康和心理不健康都可以去寻求心理咨询的帮助，这要看我们自己的需要什么。

二、心理咨询与心理治疗如何开展

主持人：心理咨询师要耐着性子聆听，是吗？

庄红平：对，聆听非常重要。我们不是滔滔不绝地说，而通过倾听去了解、听懂来访者的内心世界。

主持人：你们每天都要面对这么多患者，你们是不是成为他们的心理垃圾桶，可以这么认为吗？

庄红平：我们会保持中立的态度，客观地去看待来访者的故事。我们会告诫自己，要保持客观的、理智的态度去面对来访者。我们也有自己的同伴和督导，遇到问题可以向他们求助来解决。一般而言，我们能够很好地应对日常工作当中来访者的倾诉，自身不会因为接受太多的负面东西，而让自身的心理健康受损。

主持人：专业的事情专业的人来做。你们一定具备这样的专业素养。我在想，你们会听到很多人的秘密，你们怎么帮他们来保守秘密？

庄红平：保守秘密是我们做心理咨询和心理治疗时的首要前提。如果来访者觉得他所说的话会被传播出去，就会对我们有保留，我们就无法去了解他的内心世界。所以我们会反复跟他强调保密承诺。

从第一次做咨询和治疗的时候，我们会向来访者讲什么叫保密以及怎么保密。在咨询或者治疗当中，当发现有些人吞吞吐吐、欲言又止的时候，我们察觉到来访者有话要讲而不好意思讲或者不敢讲，这时候我们还会告诉他，我们一定会保密的，不用担心的。

主持人：保密就就是你知我知吗？

庄红平：除了你知我知，可能还需要其他人知。因为，有的时候是不保密的。比如，来访者要自杀了，有重大疾病，我们不能保密的。如果被性侵了，涉及法律上的诉讼要接受法院的调查，我们是不能保密的。这些情况，我们事先都要跟来访者讲清楚。如果来访者自己不愿意保密，我们可以不保密的，但是我们也不会因为来访说不需要保密而随意公开个人信息和咨询内容。我们在讲课、培训学员当中可能用到一些个案，但我们会做一些设置，进行更改，不会把来访者的敏感信息暴露出去。我们保密或者不保密其实都是为了更好地保护来访者。一般我们跟来访者讲清楚以后，来访者都表示理解，会增加这种信任度的。

主持人：那么，会不会跟你们签一个协议？

庄红平：这个是有的，叫知情同意书。

主持人：有些听众会说，我干嘛要去找一个我不认识的人去聊天，把我的心里话告诉他？为什么不找一个我认识的、觉得可靠的朋友？说不定这些朋友会给我"一定会好起来的"承诺，还会给更多的建议。

庄红平：这两点恰恰不是我们要做的事情。人们遇到问题会找谁呢？一般人在自助解决不了问题后向闺蜜、好朋友、同龄人求助。可是这些人虽然很关心他，但是他们没有专业能力，最终也往往解决不好，因而还是要求助于专业的心理咨询师和心理治疗师。我们之所以能帮他解决问题，主要是调动来访者的积极性，调动其资源，协助他去分析问题，而不是帮他去做建议，取代他去做决策，这往往不是我们要做的事情。

主持人：是不是说最终做决策还是来访者自己。

庄红平：对。比如说离婚的问题，我们不可能跟他说离还是不离。我们会让他自己去了解他的婚姻到底遇到了什么。我们也不代替分析，而是参与分析。我们在了解他婚姻的状况、人格特质的基础上参与分析，来访者在此基础上做出决策，不是我们来做决策。

主持人：很多朋友都尝试过网络心理咨询，对此您怎么看？

庄红平：网络咨询是我们心理咨询当中很重要的一种形式。目前网络非常发达，我们都依赖网络生活，特别是疫情期间，我们平时做的咨询因为疫情的原因，最后都变成了网络咨询，这是合理的。

主持人：有听友说他有去看过心理咨询师，对方教他怎样缓解情绪，转移注意力。让他把手放在脉搏上，很认真地看着他，让他重复、在心中默读"生命很美好，活着是一件美好的事，我能感受到我在跳动"。可是当他说这些话时，他认为很好笑，一不小心直接笑出声来，至今他都觉得很尴尬。你们是会说一些这样的话吗？我们很好奇心理咨询过程是怎样的，是怎么展开的？

庄红平：我们不会说这么多的类似心灵鸡汤的话，这些话听起来好像挺感人，事实上对于做咨询并没有多大的帮助，这就涉及我们的心理咨询是怎样展开的？一般来讲，心理咨询有这么几个阶段，首先是一个进入或者是定向的阶段，就是我们要建立一种关系。心理咨询如果关系不好，是无法进行下去的。关系不好，信任关系没有建立，你即便是说再多也没什么意义，比如说刚才说的生命美好那些话，如果关系没有建立起来，他只会觉得很好笑。其次，我们在建立关系以后要了解这个人、要收集资料，收集资料需要花很长的时间，比如一次 50 分钟的咨询可能都用在收集资料。第三是设立咨询目标，咨询的目标有很多种，比如有的人是解决个别问题，但我们可能觉得这个人问题的背后是他人格的问题或者人格偏差。如果是纠正一个人的性格或者提升一个人性格，这个目标和只是解决一个问题目标相比，花的时间要多得多。第四是进入行动转变的阶段，就是咨询的主体阶段。最后是告别分离的阶段。大概有这么五个阶段，当然这五个阶段不是截然分开的，它们是相互交织的。

主持人：我想起了一句话：江山易改，本性难移，一个人他的心理问题应该不是一两天就形成的。你们怎么去调整它？

庄红平：江山易改，本性难移。这里说的是难移，而不是不能移，很多问题和他的性格有关系。性格问题的形成，从小到大十几年二十几年形成的，你想一朝一夕解决掉，确实很难，所以做心理咨询或者心理治疗有时候是很长的一个时期，比如说长程治疗，30次、45 次，甚至几年的咨询也是有的，要看解决问题的深度是怎样的。对于一个人格问题的解决，或者是更严重的人格障碍的问题，那就更加困难，花的时间就更多。所以我们做咨询时候，千万不要因为第一次、第二次咨询师只是在听，觉得没什么用、没什么帮助就不来了，这是非常可惜的事情。

主持人：你们会为了更好了解对方，比如说加个微信，看看他每天的动态是怎么样的吗？

庄红平：了解来访者或患者的动态是在咨询或治疗中进行的，

在咨询和治疗时间之外，我们不会刻意去了解他们的动态。我们在每次的咨询或治疗中会了解他们的近期状态，不必去看他们的微信动态，况且，也不是每个人都会发动态的。更重要的是，我们不能让来访者或患者依赖我们，因为心理咨询是助人自助的过程。所以，我们一般是不会加微信的。即使加了微信，也只是用来预约、安排咨询。

三、如何进行心理咨询

主持人：罗女士的问题，在什么样的情况下需要做心理咨询？

庄红平：从日常生活当中的具体的事件来看，比如遭遇恋爱失败、婚姻和亲子教育出问题、压力问题等，而自己又不能解决时，都可以去寻求心理咨询。甚至精神疾病处于康复期时也可以寻求心理咨询。

主持人：夫妻矛盾、家长和子女的矛盾，这些都是家务事，你们都可以参与，是吗？

庄红平：对的，作为专业的心理助人者，会中立、客观地看问题，看得更清楚。浦东新区精神卫生中心特别擅长家庭治疗，在解决家庭问题方面，在上海市来讲是很有地位的。

主持人：有听友问，失恋了，你们提供咨询吗？

庄红平：失恋是我们经常要面对的问题。有个女孩子来做咨询时说您这里有没有忘情水？当时还以为她智力有问题，随后的交流发现她确实没有智力问题，只是她确实太痛苦了，希望赶快从痛苦中走出来。当然我们是有"忘情水"的，那就是我们的心理学知识。

主持人：我们发现生活中有些人有自虐的心理，虽然他觉得他失恋很痛苦，但是他好像也挺享受的，是这样吗？

庄红平：这种人也许需要这种痛苦，让自己感觉到存在感，甚至也可能想通过自己痛苦而让对方也来痛苦。还有的人可能不愿意去寻求别人的帮助，因为涉及自尊的问题，不好意思开口，这种现象也是比较多见的。

主持人：有听友问，他说他其实成为一个他自己以前最不喜欢的人，比如说他容易羡慕嫉妒恨。他这样子是不是也可以找你们寻求帮助？

庄红平：这个是非常合适的。他的羡慕嫉妒恨是他自己的心态出现问题，也许他遇到一些什么重要的事情或有什么不好的经历，影响了他对一些事物的判断，从而影响了他的个人情绪和认知。这是非常有必要去寻求心理咨询帮助的。

主持人：有听友问，什么时候去看心理医生呢？

庄红平：在我国是没有所谓心理医生这一个职业的，与之相关的是精神科医生。老百姓所说的心理医生大概是说心理咨询师、心理治疗师和精神科医生的统称。而心理咨询师并不是卫生系统的医生，所以不能称之为心理医生。所以如果问什么时候去看心理咨询师、心理治疗师、精神科医师会更合适。什么情况下去寻求心理帮助呢？我们刚才讲了一些具体的情况，其实还可以包括以下几大类的问题：比如说一般的心理问题，这类问题让他感到难受，一个多月没有解决，但还没有影响社会功能，可以尽早寻求帮助。如果久拖不决会变成严重的心理问题，即一般心理问题泛化了，也就是在类似的其他情景下，也会心烦焦虑、抑郁苦闷等等，这个时候更需要心理咨询。还有一些康复期的精神疾病患者，他们已经没有幻觉妄想症状，但是还有一些心理应激因素，这个时候我们可以进行干预。另外，还有一个很好的判断标准，就是痛苦——谁痛苦，谁求助，谁获益。

主持人：能不能请您解释一下心理医生和心理治疗师之间的区别？

庄红平：如果所谓的心理医生是指是精神科医生，那么精神科医生与心理治疗师的区别是很大的。最主要的区别是，精神科医生是有处方权的医生，而心理治疗师是卫生系统的医技人员，不是医生，也没有处方权，是不能开药的。

如何把心理咨询师称之为心理医生，那是不合适的。因为心理咨询师来源特别广，有些根本就不是学医的，是不能称其为医生的。

主持人：有听友问，觉着去看心理医生挺没面子的，怎么办？

庄红平：这个现象非常常见。这种现象是由病耻感或者污名化导致的。我们常常听到有些人特别是青少年说，去看心理咨询师或者是看心理医生，都觉得自己有病，有神经病，或者是精神病。其实神经病跟精神病不是一个概念，神经病是神经系统出了问题，比如瘫痪了才叫真正的神经病；精神病是精神类疾病，是精神类障碍，比如精神分裂症。

为什么有的人不去寻求帮助，这是因为社会上对精神障碍确实有一些歧视。我们遇到那么多事情，会受到挫折，会感到痛苦，并不能因为这些问题说明我们无能、卑微甚至道德有问题，这些想法都是不合理的。其实，每一个人都会有问题。常常新闻上报道一个人自杀了，但不知道为什么自杀了。好好的人突然自杀了，为什么？他其实早就有问题了，可是他不想告诉别人。所以千万不要因为讳疾忌医或者是好面子而不去求助，对于心理求助不要有消极的看法。

主持人： 有听友问，他说自从疫情开始，他就反复洗手，然后就总是觉得会坐立不安，焦虑紧张。疫情好了以后这些情况是不是就会消失？还是说其实他现在就应该寻求你们的帮助？

庄红平： 如果疫情结束以后，这些问题仍然持续存在，我建议早一点去咱们精神卫生中心临床心理科或精神科，早一点去寻求帮助，早点把问题解决。

主持人： 有听友问，很多孩子从小都会立志以后成为一个什么样的人，从事某一份职业。但他从小就对前途感到非常的迷茫，人生是没有一定方向的。这种情况能帮他吗？

庄红平： 这个问题非常有意义问题。有的人认为寻求心理咨询或者心理治疗一定是有什么病，其实未必。像这个孩子，我想他可能是处在一个自我同一性矛盾的时候，就是不知道自己是谁、要往哪里走，这是青春期孩子非常重要的一个矛盾，非常适合心理咨询。

主持人： 冲突是不是可以理解为他好像也没有什么兴趣爱好？

庄红平： 如果是没有兴趣爱好，那可能是他不知道要做什么。自我同一性是要明确我是谁，我将要到哪里去。以色列的学生高中毕业以后不是去读大学，而是去当兵，然后去世界走一走。如果他发现自己喜欢什么，热爱什么，他就找到了人生的方向，发现了人生的意义，开始努力用功地学习。能找到自己、发现自己，这就是在青春期的孩子在解决自我同一性的问题。所以这样的孩子及时去做心理咨询，相信对他的整个人生都有极大的帮助。

主持人： 落实到我们的生活当中，比如说有个孩子对做饭很感兴趣，我以后要做厨师，我估计有很多的父母会抓狂，也会找您看病的。

ᅟ

庄红平：确实遇到过这样一个孩子，他成绩很好，迷恋上了做西餐，他妈妈非常生气。她说我是准备培养你读北大的，起码是一所 211 学校，你去当厨师？你太让我伤心了。亲子之间的冲突，需要心理医生或者心理咨询师来帮忙调解和分析，也许这个孩子的兴趣只是暂时的。即使是有这样的兴趣，难道未来就一定很糟糕？

结束语：当您面临无法调节情绪或者说难以解决的心理问题的时候，不要让羞耻感影响您的求助，一定要寻求专业的心理咨询或专业的精神卫生机构来疏导您不良情绪，解决您的心理问题。

作者介绍

▶ **庄红平**（临床心理科　主治医师）

心理治疗师，心理咨询师，EAP 咨询师。

从事心理咨询与心理治疗工作 20 余年，累计接待个案 15000 人次以上。长期从事应用心理学的教学工作，连续五年主持和参与心理治疗师培训工作。主编和参与编写《心理健康教育》《医学心理学》，发表论文多篇。

擅长常见精神障碍如抑郁障碍、神经症等的诊断与治疗，有效处理儿童青少年成长困扰、恋爱婚姻家庭等问题，帮助患者和来访者实现心理健康成长。

无酒不成席，劝君莫贪杯

我国有悠久的酿酒历史和多种多样的酒文化，饮酒也是许多人日常生活中的一部分。有些人认为饮酒能够缓解紧张，有些人认为酒能助眠，甚至也有认为酒可以激发创作灵感，等等，但是酒精带来的各种问题可能就少有人去关注。

一、酒精对人体的危害

主持人：王菲的歌曲《但愿人长久》，中引用的经典名句"明月几时有，把酒问青天"，广为传唱。可想，酒文化在我国是源远流长。但酒精又是公认的成瘾物质之一，那它到底会给我们带来哪些危害呢？

刘革亚：首先，酒精是世界卫生组织（WHO）定义的一级致癌物，也就是对人体有明确致癌性的物质或混合物。在 WTO 的报告里饮酒与 64 种疾病和伤害有关系。酒精引发的疾病主要集中在肿瘤、心血管系统、消化系统，还有一些交通伤害、意外伤害、蓄意伤害中导致的人员伤亡。但是比较少有人知道的是酒精也能导致很多精神心理疾病，比如睡眠障碍、情绪障碍、记忆障碍、人格改变等。其次，《柳叶刀》杂志发表的"2019 年全球疾病负担"研究结果指出，饮酒在男性死亡风险因素中排第 8 位，女性死亡风险因素中排第 14 位。2019 年全球男性因饮酒导致的死亡人数是 207 万，女性为 37.4 万。这些数据足以表明酒精对人类健康的威胁不容忽视。

主持人：我国目前酒精使用的情况是怎样的呢？

刘革亚：中国酒精相关问题的形势令人担忧。随着经济的发展，酒精饮料的生产稳步增长，酒精饮品消费增长速度也非常的快，与酒精相关的伤害也在进一步加剧。全球都面临着类似的问题，据统计，2010 年至今，全世界的酒精消费量增长了近 30%，东南亚国家增速最快，达到了 34%。1978 年末我国的人均酒精消费量还只有 2.5 升，2009 年就上升至 4.88 升，目前人均消费量为 7.4 升。据 WHO 估计，在中国男性中，酒精使用障碍患病率约为 6.9%，女性为 0.2%。可以预计，饮酒相关问题很快将会成为我国重要的公共卫生问题之一。

二、酒精在人体内的作用机制

主持人：春节期间，走亲访友不免会喝几杯。酒精到底是怎么对人体产生危害的？

刘革亚：这就要提到酒精在人体内的作用机制了。酒精主要是通过抑制人体的中枢神经系统来产生作用的，而酒精中毒和剂量是明确相关的。小剂量的饮酒可能对人的影响不是很大，但是一旦达到较高浓度，就会出现抑制大脑皮层以及皮层下结构的作用，使人们警觉性、视觉准确度、反应速度、肌肉控制能力、语言表达能力均有所下降。有些人会做出冲动性的决策、攻击性的行为。比如我们夜间急诊收治的醉酒患者，就会在酒后打人、摔东西、寻衅滋事，还有些人可能会出现情绪的释放，哭泣、大笑、"酒后吐真言"等。如果酒精浓度再进一步升高则会抑制呼吸和心脏功能，严重时导致死亡。

主持人：有听众问，自己平时是特别内敛的人，但喝了酒就会说胡话，说他一旦有了压力就想要喝酒释放，你有什么建议吗？

刘革亚：有压力是需要释放出来。但是用酒来释放压力的方式并不可取，释放压力有很多种选择，比方说有些人选择和朋友出去聚会、唱歌跳舞、健身游泳来释放压力，还有的人用写作来减压。如果选择用酒精来释放压力的话，短时间内可能会觉得压力有所释放、觉得兴奋愉快，但是大量饮酒之后出现宿醉、头痛、失眠等随之而来的躯体和精神上的不适会加重身体负担和疲惫感，反而会觉得压力更大了，结果适得其反。

主持人：刚才您提到了宿醉，有人说："有个招能够解除你的宿醉，就是你今天再喝一点。"这个说法有没有道理呢？

刘革亚：民间是有这样的讲法，说"喝点再透一透"，其实并没有科学依据。因为酒精在体内造成的宿醉、头晕眼花等不舒服，都是酒精及其代谢物在人体内蓄积的一个表现。再喝一点酒不但不会改善这些症状，还会让酒精在体内的浓度更高，进一步加重这些症状。但为什么有的人觉得我又喝了一点好像真的感觉好一点了，这可能是因为少量摄入的酒精再次兴奋了神经，加上一些心理作用让人觉得好像好一些了。可是短暂的缓解之后带来的还是更进一步的躯体损伤，无异于饮鸩止渴。

主持人：有听众问，有的人喝酒好像千杯不醉，可是有的人喝一点点酒就醉得不行了，这是为什么？

刘革亚：这就是通俗意义上的酒量大小的区别。酒量跟酒精在人体内的代谢速度有关系的，酒精主要在人体内经小肠吸收由血液转运到肝脏进行代谢，肝脏代谢酒精主要分两个过程，第一个过程是把酒精转化成乙醛，这个过程中需要乙醇脱氢酶，第二个过程是把乙醛转化成乙酸，这个过程需要乙醛脱氢酶，乙酸就是我们经常吃的食醋的主要成分。上述两个酶在人体内含量每个人是不一样的，而且这两个酶还有不同的亚型，不同亚型对酒精的分解代谢速度也是不一样的。有些人体内的这两种酶都有，而且活性非常高，他喝进去的酒很快就被代谢掉了，他就可以一边喝一边代谢掉，感觉好像千杯不醉。而有些人体内这两种酶的活性都很低，甚至有些人缺乏其中某种酶，那么酒精在其体内代谢就非常慢，酒精在体内蓄积增多，只要喝一点儿酒会产生醉酒症状。

主持人：也就是说其实我们代谢酒精的能力是天生的，而不是说我们可以练酒，喝得越多，我们就能够练就出来喝酒的能力，是吗？

刘革亚：理论上酒量是不能被练出来的。但是我们在临床上的一些研究发现，多次大量饮酒后有些人的酒量貌似会增加一些，这有两种可能存在的机制：第一种可能是经常喝酒刺激乙醇脱氢酶的活性增加，或者是其他能代谢酒精的酶活性增加了。第二种可能是人体对酒精的代谢率没有增加，但是对乙醛的耐受能力增高了，也就是体内乙醇和产生乙醛量不变，可是大脑对这两种物质的敏感性下降了，这是人体的一种自我适应和保护机制，也就是通常说的耐受。但是这种耐受给健康埋下了一个非常大的"定时炸弹"，看起来酒量变好了，但是酒精和其代谢产物对身体的伤害仍在持续。所以，酒量不好的人不要去强行练酒量，这是十分危险的行为。

三、什么是酒精依赖

主持人：有听友问，听说女性的酒量要比男性好，是吗？

刘革亚：部分研究表明，女性比男性对酒精的耐受更差，对酒精的敏感性更高，女性喝酒之后，患肝脏系统疾病，比如酒精肝、肝癌的概率要比男性更高。

主持人：有听友问，女性爱吃甜食，都说甜的食物能帮助酒精代谢。这一说法有科学根据吗？

刘革亚：酒精代谢过程和糖的代谢过程是完全不同的，它们两个虽然都在肝内进行代谢，但是不同的代谢途径，少量摄入相互之间影响不大。不过如果摄入的糖比较多，产生了利尿作用，是可以帮助加快酒精排出体外的。

主持人：有人喝酒脸红，有的人却脸发白，这是为什么呢？

刘革亚：首先，这两种人中最危险的是喝酒脸发白的人，因为这类人的乙醇脱氢酶和乙醛脱氢酶都比较少，他喝下去的酒精会在体内的蓄积，比其他人更容易酒精中毒。如果在现实生活中遇见这样的人，千万不要劝酒，而且要劝他以后也不要喝酒。其次，喝酒之后脸发红的人，我们刚才说过，酒精代谢有个中间产物叫乙醛，乙醛会使毛细血管扩张、血流速度加快，脸上的毛细血管的扩张就表现为脸红。如果人体内乙醛脱氢酶的量比较少，把乙醛转化成乙酸速度比较慢，那么就会出现乙醛的蓄积。酒后脸红释放出的就是乙醛蓄积的信号，所以这种人酒量也不好，应少喝酒。

主持人：酒精对人体有什么危害？

刘革亚：酒精对人体的危害主要体现躯体和精神两方面。躯体方面的疾病比如消化道出血、酒精肝、胰腺炎、心脏病，还有神经系统疾病等。精神方面，长期饮酒可能会导致酒精依赖或者酒精滥用。更严重的情况下，会出现一些精神障碍，比如说幻觉、妄想、急性酒精中毒，或者酒精性癫痫和谵妄等。

主持人：听说有人喝酒之后会"断片"，也就是第二天起来完全不知道昨晚干了些什么事情，有可能吗？

刘革亚：有可能，这就是酒精导致的记忆障碍，比较多见的是顺行性遗忘，就是酒醉之后的事情不记得了。

主持人：喝多少酒才能算是酒精依赖，平时我们从一些影视剧当中看到家里有些老人每天晚上要喝几口酒，算不算？

刘革亚：这要看喝酒的程度和习惯。如果说每天喝一两口，但是不喝也没关系，不喝心里也不渴求，而且喝酒也是适量的，不会喝醉、不会喝多，那么这不能算是酒精依赖，只能说是个习惯性的行为。在临床上我们诊断酒精依赖并不依照饮酒量，而是从心理依赖和饮酒行为上进行判断。我国通常使用的是 ICD–10 的诊断标准，其中对物质依赖的诊断需要达到对特定物质的渴望极大优先于其他比较重要的行为。也就是说在酒精依赖患者对酒的渴望是非常强烈，对获取酒精的渴望远高于其他事情，并逐渐忽视其他的快乐或兴趣，不计后果。比方说有些人甚至为了喝酒，耽误工作，耽误学习，对家人漠不关心，大家觉得有趣的事情都不能吸引他，他所有的兴趣和注意力都放在了酒上面。酒精依赖患者通常有固定的饮酒时间和模式，在不该饮酒的场合和时间也一定要饮酒，以维持体内的酒精浓度。还有就是，酒精依赖患者一旦开始饮酒通常就难以停止，也难以控制自己的饮酒量，一旦停止饮酒或者减少剂量，就会出现的戒断症状。如果满足以上这些特点而且持续时间超过 1 年的话，就可以被诊断为酒精依赖了。

主持人： 有听众问，自己的父亲每天晚上喝点自己做的药酒，喝药酒行吗？

刘革亚： 我们建议不管什么酒最好能不喝都不喝。有些药材的确需要酒做药引或者溶剂，但即使是药酒，也应该在中医科医师的指导下服用。我们经常会看到有些人在自己家里泡酒，好像觉得很有营养、很滋补就把它泡到酒里来喝，这些做法通常没有科学依据，甚至是对健康有害的，我们极不提倡。

主持人： 我们在影视剧当中会看到这么一个情节，喝酒暖身驱寒，这个说法您怎么看？

刘革亚： 酒刚喝进去的时候的确会让你感觉全身发热，那是因为酒精刺激毛细血管的扩张，使你身体的血流速度加快，尤其是在皮肤的这种浅表的血管，会扩张得非常明显，这个时候人会感觉很暖和。但这只是一种假象，表皮发热消耗的是人体总热量，它会导致人体的热量快速消耗。比方说人体是一把火，正常匀速规律地燃烧，饮酒就好比你突然给它浇了瓶油，它很快就会燃烧得很旺，但也很快会燃尽。因此你喝酒之后，热量会快速下降，短暂的温暖过后你反而会觉得更冷，所以喝酒暖身并不科学。

四、酒精依赖的诊断及治疗

主持人： 在医院里对酒精依赖都有什么治疗？

刘革亚： 在医院里，我们会分别针对身体上的依赖和心理上的依赖进行治疗。治疗身体上的依赖，急性期需要用到各种药物，以安定类的药物为主来控制停酒后的戒断症状。还有就是 B 族维生素的补充治疗也非常重要。但是注意家属或患者不要自行用药，用药需要医生指导。心理上的依赖可以选择心理治疗，其中个体心理治疗可以帮助强化患者的戒断动机，为患者提供一定程度的监督、鼓励及精神支持，而群体治疗，能够有助于发现共同问题，相互理解，学会表达自己的情感和意愿，得到同伴支持。如果患者酗酒存在一定的家庭因素，可以尝试家庭治疗，能够帮助家庭成员认识并解决家庭的问题，促进成员之间相互理解，相互帮助，还能给患者提供一个远离酒精的家庭环境，帮助家庭其他成员消除酗酒者给他们造成的心理创伤。

主持人：刚才您提到急性期的戒断症状，什么是戒断症状呢？

刘革亚：戒断症状是指停止使用酒精后出现的特殊心理生理症状群。单纯性的戒断反应通常出现在断酒 2 小时后，表现为手抖、出汗、恶心，继之出现焦虑不安、无力等精神症状，这个时候患者会有强烈的饮酒欲望。此时如果仍不饮酒或加以拮抗药物治疗，症状会进一步加重。在断酒后 24~36 小时，可见发热、心悸、唾液分泌增加、恶心呕吐等，我们给患者查体可见眼球震颤、瞳孔散大、血压升高等表现。戒断反应通常在 48~72 小时左右达到高峰，4~5 天后躯体反应基本消失。还有些患者在戒断过程中反应比较严重，会出现癫痫样痉挛发作和震颤谵妄症状。癫痫样痉挛的表现为意识丧失、四肢抽搐、两眼上翻、口吐白沫等，持续时间不定，一般在 5~15 分钟恢复意识。震颤谵妄的特点是意识模糊，分不清东西南北、不识亲人、不知时间，可出现幻觉，患者会说能看到毒蛇猛兽、妖魔鬼怪等，患者表现为极不安宁、情绪激动、大喊大叫。最重要的特征是全身肌肉有大的震颤，会伴有发热、大汗淋漓、心跳加快、血压升高、白细胞升高、脑电图异常、肝功能异常等。如果处理不当，患者常因高热、脱水、衰竭、感染而死亡，死亡率约在 5%。

主持人：这种谵妄是长期持续的还是短期的？

刘革亚：在戒断过程中如果没有使用规范的逐步替代治疗方案，而是直接停止酒精摄入或者替代治疗减药过快，谵妄就可能会发生，一般持续 2~3 天，之后会进入一个很长很深的睡眠中，然后再慢慢清醒过来。它还是一个比较短的过程，并不是持续性的。

主持人：酒精依赖患者的大脑会出现永久性的损伤吗，会有精神异常的表现吗？

刘革亚：可能会有的。有些患者在清醒的时候，也会出现一些幻觉妄想，比如说嫉妒妄想，觉得自己的配偶或者伴侣会对自己不忠，即使没有确切的证据证明，但他依然会对这个想法坚信不疑，这类患者可能存在大脑器质性的改变，需要进一步地完善相关检查才能明确。还有一些患者长期饮酒导致维生素、蛋白质、矿物质摄入不足，势必会对大脑的结构功能造成影响，最常见的是记忆障碍。比如科萨科夫综合征，表现为对最近发生的事情记不清楚，拿东西忘记，做事情张冠李戴，严重的甚至记不住家人的姓名，出门就迷路。还有就是缺乏维生素 B_1 会出现韦尼克氏脑病，表现眼球颤动、眼球不能外展、意识障碍伴记忆障碍、震颤谵妄等，通常补充维生素 B_1 会改善眼球震颤，但是记忆障碍难以逆转，一部分会转变为科萨科夫综合征。

主持人：有听友问，一个人喝了酒以后倒头大睡，另一个人喝酒以后会有一些家暴之类的过激反应，是不是倒头就睡的那个人酒精在体内造成的伤害比较小？

刘革亚：未必，甚至相反。工作中，我们遇到兴奋大吵大闹的酗酒患者，通常只要常规用药加快酒精代谢，再加以适当的监护就可以了。但是如果遇到叫不醒的，我们会十分警惕，因为酒精在体内蓄积过多会抑制呼吸心跳中枢，常人可能觉得他只是在睡觉，但在我们看来他有可能已经昏迷了。所以当你看到一个人饮了大量的酒之后不吵不闹去睡觉了，你应该要警惕他有没有陷入昏迷，如果叫不醒甚至呼吸、心跳变慢变弱了，需要立即拨打120送医院治疗。

主持人：有听友问，喝多少酒不会损害健康呢？

刘革亚：当然是不喝酒最不损害健康，如果说一定要喝，WHO的建议剂量是女性一天酒精摄入不超过14毫升的白酒，男性不超过28毫升的白酒，14毫升的白酒大概就是普通罐装330毫升啤酒1罐的量。

主持人：有听友问，戒酒后我可以恢复到之前没有饮酒的时候那种健康的状态吗？

刘革亚：完全恢复的话不一定，要看你目前的身体情况，但是有些饮酒导致的疾病，比如胃溃疡、酒精肝，停止饮酒后会慢慢改善。还有精神方面的，有些人喝酒会导致失眠、情绪问题等，戒酒之后也会慢慢好转。

主持人：有听友问，我想戒酒了，我该怎么开始呢？

刘革亚：建议至综合医院的戒酒门诊咨询，进行规范安全的戒酒。我们首先会了解一些情况，比如您为什么要喝酒、想要戒酒的原因、具体饮酒的情况、以前戒酒的次数和失败原因等，根据这些信息评估您是否是酒精依赖、酒精依赖的程度，同时我们还会对您做一个全面的身体检查了解您的躯体情况，最后为您制订一个合理的戒酒计划和随访计划。

主持人：在酒桌上，有些工作应酬不得不喝酒，而且还有人劝酒，我们该怎么办？

刘革亚：我们要经常对身边的人宣传酒的危害，把工作和酒桌文化割裂开来，从观念上解决这个问题。最重要的是要对自己的酒量有一个明确的了解，不逞强，不拼酒，如果你是喝酒会脸红或脸白的人，那么你应该直言"我不能喝酒，我喝酒是会出现生命危险的"。

主持人：在有些人看来，红酒有养生抗癌的作用，其实红酒并不能抗癌，是吗？

刘革亚：红酒中有一种叫白藜芦醇的物质，科学研究的确发现它在动物实验中可以延长小鼠寿命的，有些研究也提示它有一定的抗肿瘤作用。但红酒中这种物质的含量非常低，要想摄取大量白藜芦醇的话，就要摄入大量的酒精，尽管红酒的酒精含量偏低，也不宜多喝。

结束语：酒文化及其产生的相关礼仪、知识、民俗、传统等物质文化和精神文化在我国源远流长，成为中华文化的一部分。但还是要劝大家一句：酒虽好，但伤身，能少饮就少饮，能不饮则不饮。

作者介绍

▶ **刘革亚**（精神科四病区 主治医师）

中级心理治疗师

上海交通大学精神病与精神卫生学专业硕士

擅长精神科相关疾病，如精神分裂症、双相情感障碍、抑郁障碍、痴呆、伴躯体疾病的精神障碍的诊治及相关问题的咨询解答。

失眠症治疗还需做好"家庭作业"

全球近 15%的成年人在饱受失眠的困扰。调查结果显示，在过去的一个月里，每 3 个中国人中就有 1 个正在遭遇不同程度的失眠，近半数严重的失眠已经有持续 10 年以上了。是否有一套居家的失眠自我调理方法，从而减少失眠的复发率？

一、何谓正常睡眠、失眠

主持人：正常睡眠的特点及作用是什么呢？

高利民：睡眠跟吃饭一样，是人的基本生理需求，对于维持人的健康也是非常重要的。正常的睡眠特点可以用三个字来概括：快、深、足。快，即入睡要快。通常在比较适宜睡觉的条件情况下，5~10 分钟入睡；稍微慢一点，15~20 分钟一定要能睡得着；如果超过 30 分钟，就不是正常的睡眠了。深，是指睡觉不能反复醒，不能有这种迷迷糊糊的感觉，应该是一觉到天亮的感觉。足，是指睡眠的时间要保证 6~8 个小时，并且醒来之后要感觉精力很充沛，精神劲头很足。如果这三个标准都能够满足的话，就是正常的睡眠。

睡眠的功能主要是：促进体力和精力的恢复、促进脑功能恢复、巩固记忆、促进生长、延缓衰老、养颜美容、增强免疫功能。

主持人：睡得不好算失眠吗？

高利民：这个要具体来分析。失眠症有明确的诊断标准。一般来说它分为三类：第一类，比如说你是不是有入睡困难，我们讲在合适的睡眠条件下，躺在床上翻来覆去，如果超过 20 分钟或者是 25 分钟还没有入睡的话，我们称之为失眠。第二类，睡了之后反复醒，比如说从入睡到早晨醒来，大概醒了个七八次，然后觉得一直迷迷糊糊的，这种我们也称为失眠。第三类，就是早醒，早醒要具体分析，要看你入睡的时间，还要跟平时的比较，如果比平时少睡 1 个小时以上的话，我们称之为早醒。上述情况持续存在，比如说每周有个 3~4 天，持续一个月，在这种情况下我们才称之为失眠症。

主持人：有听友问，小时候不会失眠，长大以后就发现经常失眠，然后睡着以后又不太容易继续进入梦乡。为什么孩子们的睡眠都那么好，长大了以后是因为有心事，所以睡不好吗？

高利民：因为睡眠和我们的应激有很大的关系。什么叫应激呢？就是我们平时碰到的事情，比如说工作压力大了、学业压力大了，或者是工作有矛盾，又比如碰到结婚这种大的事情影响之后，就会出现一些失眠的症状。

主持人：熬夜、作息不规律导致睡眠差，能补回来吗？

高利民：睡眠是有一定的节律。我们一般晚上睡大概 6~8 小时，90 分钟一个节律，所以说如果你睡得越晚的话，你这个节律就会被打乱掉，所以经常熬夜或者工作时间不固定的人出现失眠的可能性比较多，就是跟这个节律是有关系的。节律一旦被打乱之后，需要时间来恢复，所以尽量不要熬夜。如果真的有事情，我们建议大家安排在周五，毕竟双休日还可以调节一下，或者也可以利用午休时间小睡一会儿。

二、失眠症的治疗

主持人： 如果晚上不做梦，就觉得这觉就没有睡。有的时候甚至会做了一个梦，醒来以后，再接着睡，还能够把上一个梦继续往下延续。这是什么情况？都说梦多会影响睡眠质量，那该怎么办呢？

高利民： 我们要了解梦和睡眠质量的关系。其实每个人都会做梦，我们一般将睡眠分为两类型，一种叫非快速眼动睡眠，一种是快速眼动睡眠。人在这个快速眼动睡眠的时候，比如说心跳会加快，血压升高，整个交感神经会兴奋。这个时候就是我们做梦的时候，这个梦其实就是白天学的知识、一些经历在大脑中进行加工、储存的过程，这也是为什么会出现"日有所思 夜有所梦"的情况。每个人都会做梦的，只是不同的人可能他醒的阶段不一样，或者对梦的感知度不一样，所以有些人觉得从来不做梦的，有些人则梦很多。其实你做不做梦，本身对睡眠是没有影响的。但是有一种情况我们就要注意，比如说一直噩梦连连，然后有惊吓感，这种情况说明他整个状态不太好，不是梦不好，是因为你在这个睡眠过程中的警觉状态太高了。

主持人： 做梦好还是不做梦好？

高利民： 是否做梦和做梦多、做梦少都没关系的。关键就是看他第二天的状态，看他这个梦有没有影响到他睡眠的质量。影响睡眠质量的不是梦本身的问题，而是他这个高警觉状态或者不能放松的这种心境或情绪状态引起的。梦和睡眠质量之间没有什么特别直接的关系。

主持人：怎么来治疗失眠？

高利民：目前针对失眠的治疗方法有很多种，主要可以分为三类。

第一类：中医治疗。中医治疗有中药汤剂、中成药、耳穴压丸、针刺、艾灸、推拿、足浴、药枕等，目前接受程度比较高，但是相对体验感和快捷性较差，而且周期长。

第二类：西药治疗。主要有安眠类药物，目前药物治疗疗效是比较确切的，主要的问题是耐药性及不良反应，还有就是失眠患者的谈药色变的恐惧心理。

第三类：心理治疗。比如行为认知疗法，就是通过改变睡眠认知、睡眠的习惯，然后练习一些放松的功法来改善睡眠，这个也是我们后面家庭作业很重要的一部分。

以上诸多治疗方法，各有利弊，要根据不同的病因、病情进行选择。

主持人："家庭作业"具体指什么？

高利民：上述三类治疗失眠的方法，除了各自具有的优缺点之外，还有一个共性，那就是都要在门诊完成，而且甚至很多治疗需要跟医生面对面较长时间才能完成。大家要认识到门诊治疗只是一部分，或者说很少的一部分，患者也需要积极的改变自我，从而加快失眠症的康复、减少复发，而这些需要患者积极改变的内容，就是我们说的家庭作业，主要分三部分内容。

第一部分：培养正确睡眠认知。

1. 很多失眠的患者，躺床上第一件事，就是努力督促自己睡觉，不断在脑子里面命令自己：快睡觉、快睡觉……其实这个作用正好相反，反而激活了大脑功能，令自己更加睡不着。我们要培养的正确睡眠认知是：睡觉是一种能力，就跟吃饭一样，是人天生的本领，是一个自然的生理过程，是不以人意志力为转移的、不受人力的支配和控制。每天晚上躺床上，不想任何事情，我就可以慢慢睡着，这就是"先睡心，后睡眼"。

2. 很多人认为自己做了一晚上梦，肯定没睡好，或者自己经常做梦，睡眠就不好。我们要培养的正确睡眠认知是：做梦也是睡眠的一部分，每个人都会做梦的，而且做梦一般发生在脑部对白天知识、记忆进行加工的阶段，所以做梦说明是真的睡着了，因为醒来的时期不同，所以有些人梦记得清楚，有些人记不清楚，做梦对睡眠质量并没有影响。

3. 很多失眠的患者，只要有一天没睡好，第二天就无精打采，好像什么事情都不能做一样。我们要培养的正确睡眠认知是：一周有 3~5 天能有较好的睡眠就足以支撑人一周的活动了，并不是一晚睡不好，第二天就什么事情也没办法做了。

4. 很多人认为，我必须要睡 8 个小时，没睡够就是睡眠不好、失眠，或者一些人随着年龄增长，总觉得自己是失眠的、没睡好。因为她以前都是睡 8 个小时的，现在只能睡 6 个小时。我们培养的正确睡眠认知是：睡眠时间会因年龄不同而长短不同，同一年龄段不同人也不一样，只要早晨醒来的时候，头脑感觉清醒，人感觉轻松，就说明我睡好了。

5. 很多失眠的患者，总是有两个习惯，早早躺床上等睡觉，还有早晨醒来总会赖床，觉得只要躺在床上能迷糊一会，就可以弥补睡觉的作用。我们要培养的正确睡眠认知是：在睡眠的周期中，只有中度睡眠和深度睡眠对于恢复体力、消除疲劳、促进机体功能恢复有作用，其中入睡期和浅睡期（迷迷糊糊的状态期）对于身体没有帮助，所以不要躺着等睡觉，也不要赖床，这种迷迷糊糊的状态反而会把睡眠需求的强度减低，导致更不容易入睡。

我们会对每个人的睡眠认知进行评估，针对每个人存在的认知的不同，制定睡眠认知学习单，通过抄、默、背诵进行睡眠认知的改变。

第二部分：培养良好的作息习惯。

很多治疗失眠方面的专家针对睡眠习惯的要求是固定时间上床和起床，养成良好的习惯。在养成睡眠习惯的时候，上床和起床的时间是需要调整的，我们除规定上下床时间，还需规范睡前行为。我们培养的作息习惯是根据中医理论的天人相应、天人合一的指导思想，结合十二时辰而制定的。按照十二时辰的特点，提倡人们早晨 5:30~6:30 左右起床，开始准备一天的工作生活；晚上 21:00 左右开始，要让自己安静下来，不要在运动或者强体力工作，要准备睡觉，最后是晚上 22:00~23:30 左右，准备入睡。这个作息规律和现在睡眠医学建议的睡眠节律时间节点是不谋而合的。因此，以中国传统十二时辰和中医文化为背景，指导失眠患者形成良好睡眠习惯，认可度和执行率较高。

第三部分：坚持中医导引功法锻炼。

我们目前比较倡导中医导引功法的是八段锦和放松功，这两种功法经过多次临床实验研究证明对失眠患者确实具有治疗效果，两种功法都可以起到调身、调息、调心的作用。我们也推荐大家多读一些儒家、道家等传统文化经典，这些功法和文化可以改变一个人的禀性（气质和性格）。比如我们在门诊治疗结束后会根据不同患者的脾气性格特点，比如争强好胜、追求完美、斤斤计较、做事风风火火、脾气急躁等，让大家回家坚持练习放松功、八段锦、学习坐禅等。

主持人：请分享一下中医临床特色品牌好吗？

高利民：我们这个中医特色品牌是 2019 年立项的，有三个特点：第一，多学科、多团队协作诊疗。门诊上临床药师、精神科医生、心理医生结合我们的中医医生一起对患者进行评估、诊断和指定治疗方案。第二，多方式的干预。因为每一种方式都有自己的特点，我们会根据前面做完系统的评估之后，给患者制定一套针对他的个性化治疗方案。这个方案就是从中医、西医、西药和心理结合在一起。第三，多维度治疗。这也是我们强调家庭作业很重要的原因之一。因为我们觉得失眠的治疗需要从生理的角度、心理的角度和自我提升的角度一起治疗。

结束语：失眠症的治疗，不能仅仅依赖医生的治疗，除了门诊医生治疗外，需要患者不断调整改变，并融合在日常生活方式之中，最终通过自己的成长和改变，彻底摆脱失眠，寻找回属于自己的睡眠。

作者介绍

▶ **高利民**（中医科 主治医师）

上海中医药大学硕士研究生，同济大学心理学博士在读，主治医师，失眠症（不寐病）中医临床特色优势品牌项目负责人，浦东新区名中医工作室继承人、上海市基层名老中医药专家传承工作室继承人。

现任上海市中医药学会亚健康分会委员，上海市中医药学会第一届神志病分会委员，上海市中西医结合学会精神疾病专业委员会青年委员。参编《上海浦东新区名中医集》，主编《张明主任中医临床经验集要》。

临床擅长失眠症、焦虑、抑郁等中医情志病的中西医结合治疗，尤其针对失眠症的治疗，将中医疗法中的中药、耳穴、推拿，西医中的药物治疗，心理治疗及物理疗法进行有机结合，效果明显，不良反应少。

减肥不当或"成精"

随着社会的发展,审美观不断变化,在当今以瘦为美的年代,追求纤细的身材成为一种社会时尚,减肥也逐渐成为大家热谈的话题。若减肥不当,或采取不科学的减肥方法,存在引发精神障碍的可能。

一、减肥不当,为何"成精"

主持人:减肥不当或"成精"的意思,是不是就是说我们不科学的减肥会引发精神障碍?

朱明环:是的,由于现代人饮食结构不合理等因素,越来越多的人进入了肥胖大军的行列,减肥也逐渐成为大家热谈的一个话题。但是有些人为了达到快速减肥的目的,会选择一些相对极端的减肥方法,有些方法不仅对身体有害,还存在引发精神障碍的可能。

一些打着速效减肥标签的产品,可能会添加了一些违禁成分,甚至毒品,这些成分本来就容易引起中枢神经系统功能的紊乱,引发焦虑、抑郁,甚至更严重的一些精神障碍。

主持人:中枢神经系统同焦虑、抑郁有什么样的关系?

朱明环:像焦虑、抑郁,以及其他一些精神障碍的症状,其实都是跟大脑的功能有着密切的相关性。有些躯体疾病的患者,由于躯体疾病导致了大脑功能的紊乱，也会出现一些精神障碍的表现，所以中枢神经系统与精神障碍之间的关系是非常密切的。

二、如何理解进食障碍

　　主持人：什么是进食障碍？

　　朱明环：进食障碍是一种具有性别色彩的心理疾病，其实是指心理因素、社会因素、特定文化压力因素以及生物因素共同作用下引起的以进食行为异常为主的一组精神心理障碍，主要发生于青少年，男性患者比较少。

　　主持人：为什么男性会比较少？

　　朱明环：当下社会对女性的畸形审美标准是诱发女性患上进食障碍的主要因素。现代社会文化观念中，人们把女性的身材苗条作为自信、自我约束、成功的标志，加上大量媒体的宣传，把减肥追求苗条作为一种社会时尚，这会给女性带来极大的压力。

　　主持人：减肥过程中，有些人采取过度地限制进食，甚至是催吐，这在专业上应如何理解？

　　朱明环：以减肥为目的的过度地限制进食，过度地锻炼，反复地催吐以及滥用药物，如一些利尿剂、泻药，来路不明的减肥药甚至毒品，这些减肥方式都存在引发包括进食障碍在内的一些列精神障碍的可能。

　　主持人：进食障碍的发生和家庭因素有关吗？

　　朱明环：家庭因素对于进食障碍的发生和发展起着非常重要的作用。进食障碍患者的家庭中常存在父母对子女的过度保护或者过度操控的情况，而到了青春期孩子会渴求自由和独立，从而使得家庭成员间的关系变得紧张。子女拒绝饮食就变成一种反抗父母控制的手段。

主持人：进食障碍有哪几种类型？

朱明环：进食障碍主要包括了神经性厌食症和神经性贪食症两大综合征。通俗点讲就是进食障碍的患者就"吃东西"这件事和一般人群是存在显著差异的。一种是主动坚持吃得很少，另一种是不可抗地暴饮暴食吃得很多，但是会有暴食后的一些催吐行为。

主持人：神经性厌食和贪食是否会同时发生在一个人身上？

朱明环：神经性厌食症和神经性贪食症虽然不能够同时发生，但是会在不同时段发生在同一个个体的身上。在随访过程中发现，有一部分神经性厌食患者会转变为正常体重的神经性贪食症患者，表面上看似神经性厌食症患者变成神经性贪食之后是症状在好转，但实际上也是处于一种不正常的状态。这种转变只是从一种可见的进食障碍转变为不可见的进食障碍。因为神经性贪食症有一些表现更容易被亲属、朋友以及医疗人员所忽视。

主持人：进食障碍的病因到底是什么呢？

朱明环：进食障碍的病因是比较复杂的，它是多因素致病，有相当数量与节食减重的经历有关，没有明确的致病因素。研究认为与以下几种危险因素是相关的。

第一个就是社会心理因素：患者发病前往往会有一些生活事件的发生，并且这些事情很难解决且影响到患者的情绪。同时患者会存在一定的家庭问题，如教养模式、成员之间的关系等，这使得患者的社会适应性比较差，存在工作和社交功能的受限。

第二个就是社会文化因素：主要还是因为现代社会审美的趋同，

这种观点在一些特别的职业领域产生一些重要的影响，比如模特和芭蕾舞演员患病率就高于正常人群4~5倍。

第三个因素是生物学的因素：遗传学研究表明，进食障碍存在家族的聚集性，有进食障碍家族史者进食障碍的发病率是显著升高的，而且在疾病的发作期，患者的大脑神经递质会出现代谢的紊乱，尤其是去甲肾上腺素、5-羟色胺和某些神经肽类等。

主持人：去甲肾上腺素、5-羟色胺和某些神经肽类，各自功能是什么？

朱明环：这个功能相对比较复杂，简单来讲，去甲肾上腺素和5-羟色胺代谢的紊乱和功能异常，是与我们的情绪有着密切的相关性，这也能一定程度上解释为什么进食障碍的患者容易出现焦虑、抑郁、情绪不稳定等一些症状。而神经肽类紊乱就包括了神经肽、瘦素、食欲素等，会影响到患者的进食行为、食欲。还有一个危险因素和患者的个性特征是有相关性的，大多数研究显示患者有不成熟、依赖性强、自我评价高的特征，喜欢追求完美和与众不同。

主持人：在临床上，进食障碍的患病率大概是多少？

朱明环：进食障碍的发病率是比较低的，有资料显示的神经性厌食症的发病率仅为4.2/10万，也就是10万个人口里面也就有4.2个患者属于神经性厌食症；而神经性贪食症在20~24岁女性的发病率较高一些，也只有82/10万，大于40岁的人口发病率为1.7/10万，所以是比较少的。

三、进食障碍的表现及识别

主持人：进食障碍临床表现还有哪些呢？

朱明环：临床特征包括心理和行为症状以及躯体症状群。心理上对肥胖的恐惧和对形体的过分关注是患者的核心症状，患者存在明显的体象障碍。有些患者其实已经骨瘦如柴，但还认为自己很胖，也有些患者会认为身体的某一个部位比较肥胖，而为了达到减重的目的，患者不肯进食并拒绝治疗，所以拒绝治疗也是这类患者的一个特征。

主持人：我有一个朋友，她很瘦，也挺娇小，但她认为自己的腿有点粗，于是采取各种办法来瘦身，这是为什么呢？

朱明环：这个要根据您这位朋友具体情况来分析了。神经性厌食症患者比较明显的体象障碍，又称躯体变形障碍是指患者外貌正常但是自己认为外貌有缺陷或者有形变，如厌食症患者明明已经很瘦了，但是还认为自己不够瘦，还可以更瘦。我在临床中也遇到过这么一个患者，是一个比较青春活力的帅小伙，他就认为自己的下颌是有点突出的，其实一般人根本就看不出来，他甚至有想去做缩颌手术的想法，但是我们一般人看来是没有必要的。

主持人：无论是服用减肥药或者说催吐，是不是都比较隐秘，不让别人看到？明明知道不好，为什么还要这么做？

朱明环：神经性厌食症和神经性贪食症催吐行为隐秘进行的心理还是存在一定的差异的。神经性厌食症的催吐行为是患者为了达到自己体重的极限目标而心甘情愿采取的一些方法，心甘情愿不伴有羞愧感，隐秘进行只是不希望别人打断自己的计划。神经性贪食症暴食后会有一些内疚、自责、羞愧、羞耻的情感，继之以催吐行为来防止体重增加。当食物被催吐或被消耗后，又可产生暴食行为，之后再采取各种各样的催吐行为，形成了一种恶性循环。这种清催吐行为隐秘进行是因为有羞愧感，不希望自己"没有毅力"的这种"懦弱行为"被发现。

主持人：无论是神经性贪食症还是厌食症，在外貌、躯体是否有一些明显可以辨认的症状？

朱明环：神经性厌食症的患者的体型是比较消瘦的，而神经性贪食的患者体重往往还基本在正常范围，只是会比正常体重略微胖一点，这是两者的一个比较显著的差异。

主持人：我曾经看到过一句话，说 70%以上的人他们会以自伤身体器官的方式来宣泄自己的情绪，像消化系统、皮肤等就是重灾区，这句话您怎么看？

朱明环：这个数据的来源和准确性我不是很清楚，但是在我们科经常会碰到有一种叫非自杀性自伤行为的抑郁症患者，非自杀性自伤行为是指未达到自杀程度的自伤行为，与您刚才提到的问题是比较类似的。这种行为以青少年多见，患者的行为是一种缓解急性负面情绪的策略。对于自伤者而言，该行为的目的是为了让自己的负面情绪得到控制，有一种解释是指患者通过这种自我伤害、表达焦虑、挫败、内心自责、压抑、烦躁等强烈的负面情绪，从而使自己从无法忍受的负面情绪中得到解脱。

四、精神科药物会引起的肥胖吗

主持人：精神科的患者，肥胖的问题多吗？

朱明环：肥胖在精神科也算是一个比较棘手的问题，尤其是服用一些抗精神病药物的精神分裂症患者，肥胖的发生率在9%以上。由于抗精神病药物可引起食欲的增加，同时导致蛋白质、脂肪和糖代谢的紊乱，从而增加肥胖的风险，对机体带来不利的影响，同时还会影响到服药依从性，成为停药复发的重要影响因素。所以在我们精神科治疗中，一定会对患者加强体重管理。

主持人：如何加强对精神障碍患者的肥胖管理？

朱明环：还是要让患者加强门诊的随访，加强与医生的沟通，如果发现体重的增加，需要把他这种情况及时反馈给医生，必要时可以进行一些药物调整，不建议自行停药，这样很容易引起疾病的复发。

主持人：哪些抗精神病药物会导致肥胖风险？

朱明环：我们临床中常用的第二代抗精神病药物比第一代的抗精神病药物更容易引起体重增加和糖脂代谢异常。而抗精神病药物中奥氮平、氯氮平、氯丙嗪等对体重的影响最为明显，体重增加的风险比较高。其次是利培酮、喹硫平和帕利哌酮等。也有一些药物对体重增加的风险是比较小的，如阿立哌唑、氨磺必利、齐拉西酮等。

五、如何科学减肥

主持人：听说抽烟能减肥，是真的吗？

朱明环：民间是有这种传言的，其实烟草中含有的尼古丁确实存在抑制食欲的作用，可以表现为食欲下降，进食减少，这给吸烟者造成了一种吸烟能减肥的错觉，但是尼古丁本身就是一种成瘾的物质，这是以牺牲身体健康为代价的。

主持人：是否有判断肥胖的标准？

朱明环：是否肥胖，可以先计算自己的身体质量指数（BMI）。

具体算法就是体重（千克）除以身高（米）的平方。在 18.5~23.9kg/m^2 以内，则无需减肥，对体型不满意者可以通过健身来塑形；在 24~28kg/m^2 之间，为超重；28kg/m^2 以上，为肥胖。超重和肥胖者应减肥。

主持人：对科学减肥，您有哪些建议？

朱明环：说到科学减肥，最好做到管住嘴迈开腿。管住嘴即饮食上可遵循"三多、两定、一少"的原则，具体如下：

1. 三多　即多吃奶制品；多吃新鲜的水果和蔬菜；多吃海产品。

2. 两定　即定时、定量供应饮食，避免暴饮暴食及过多进食。

3. 一少　即少吃高脂肪、高热量的食物，宜清淡饮食。必要时可到医院营养科就诊，请医生帮助制订饮食计划。迈开腿是指运动上要选择适合自己项目，坚持定期运动，建议进行有氧运动，每次锻炼时间不少于 30 分钟，达到心率保持在 150 次/分钟的运动量，每周坚持 3~5 次。

若需要药物帮助减肥，可至专门的科室寻求帮助。而对于服药治疗的精神疾病患者应持续门诊随访：加强与医生的沟通，若体重增加明显时需要反馈医生进行药物上的调整。不建议自行停药，以免引起疾病复发。

结束语：单纯的瘦并不等于美，无论体重如何，健康才是王道。在这多元化的世界里，审美也是多元的。所以请大家一定要记住了自信自尊的你才是最美的，切勿为了追求单纯的瘦，采取不科学的减肥方式。如果一定要减肥，请在医生或者专业人士的指导下采取科学合理的减肥方法，循序渐进地进行。

作者介绍

▶ **朱明环**（二病区主治医师）

上海交通大学精神病与精神卫生学专业硕士研究生。擅长精神科常见疾病的诊治，如在抑郁障碍、双相情感障碍等的诊治。承担及参与国家级及市局级科研项目多项，先后在国内外核心期刊上发表论文十余篇。

您"社恐"了吗

成人的你，是否对社交场合有一定恐惧，人多的地方是否会脸红、出汗、心跳加快等躯体症状不适；儿童青少年的你，是否害怕或羞于在他人面前说话或表演，担心结识新朋友，与教师等权威人物交谈时会害怕担忧？这是否就是"社恐"呢？

一、如何理解"社恐"

主持人： "社恐"是否就是我们平时所说的社交恐惧症？

程小燕： "社恐"即社交恐惧症，也称社交焦虑障碍，是焦虑障碍的一种，是指对社交或公共场合感到强烈恐惧或忧虑，并因而极力回避的一种心理障碍。其核心特征就是显著而持久地害怕在社交场合、公众面前可能出丑或陷入尴尬的场景。

主持人： 社交恐惧症就是社交焦虑障碍，为什么会产生社交焦虑障碍？

程小燕： 焦虑障碍指在没有脑器质性疾病或其他精神疾病的情况下，以精神和躯体的焦虑症状或以防止焦虑的行为形式为主要特点的一组精神障碍。具有紧张、担忧和畏惧的内心体验，回避的行为反应和认知、言语和运动功能受限及各种相关的生理反应等特点。

包括社交焦虑障碍、分离性焦虑障碍、特定恐惧症、惊恐障碍、广场恐惧症、广泛性焦虑障碍等。

主持人：如何理解广场恐惧症？和社交恐惧一样吗？

程小燕：不完全一样。虽然两者都存在对人多场合的恐惧和回避，但广场恐惧症患者所担忧的是在人多拥挤的场合出现危险时无法及时逃脱，而社交恐惧症担忧的是自己的言行或呈现的焦虑症状会导致负性的评价（如被羞辱或尴尬、被拒绝），所以两者之间的主要区别在于焦虑的对象不同。

主持人：内向同"社恐"有什么区别？

程小燕：性格内向、外向，是个人先天性的气质，无好坏之分。而"社恐"是一种心理上的障碍，甚至达到了一种疾病的状态，影响了正常的社会功能。所以说一个是正常状态，一个是疾病的状态。"社恐"是因为环境、个性、生物因素共同作用导致的一种大脑内神经递质改变引起的一种疾病，是客观存在的，不是单纯因为想得太多导致，而是因为身体内的确存在一些客观的、非人为的一些改变。

主持人："社恐"对人们的影响有多大？

程小燕："社恐"的病程长，因此该障碍的痊愈常常较晚，一般在发病 25 年后痊愈。社交恐惧症常常和其他疾病共病，尤其情绪障碍多见；该病患者发生抑郁障碍的风险增加 3~6 倍。社交恐惧症是一种高度致残的精神障碍，它对患者社会功能和生活质量的影响在过去很大程度上被低估了。因此，如不能获得及时有效的治疗，患者的生活质量将受到极大的影响。

二、"社恐"的发病率及表现

主持人："社恐"在人群中的发病概率有多大？

程小燕：社交恐惧症的年患病率差异较大，为 0.5%~2%，美国高达 8%。2019 年发布的中国精神障碍流行病学资料显示，我国社交恐惧症的发病率为 0.4%，终身患病率为 0.6%。儿童青少年和成人的年患病率相仿，城市和农村的年患病率相仿，女性比例为 1.5:1，男性的比例为 2:1，发达国家高于发展中国家。

主持人：您刚才提到"发病率""年患病率"及"终身患病率"，这些概念应如何理解？

程小燕：发病率，指在一定期间内，一定人群中某病新发生的病例出现的频率，衡量疾病的出现情况。年患病率，指一年内总人口中某病新旧病例所占比例。终身患病率，指人一生中患某种疾病的可能性大小。患病率用以衡量疾病的存在或流行情况。

主持人：发达国家的人们一般个性比较奔放，为什么患病率反而高呢？

程小燕：一方面可能和发达国家的生活压力比较大，生活节奏比较快有关；另一方面，发达国家的人群对于心理健康的关注度会更高，能够更加及时就诊，所以诊断率会更加高一点。

主持人：我国的就诊情况怎么样？

程小燕：最近几年我国就诊率比之前有提高，但是仍是比较低的。有数据显示，像"社恐"的治疗率也就仅在 16.5%左右。

主持人：国内就诊率低的原因有哪些？

程小燕：公众对心理疾病的认识还是存在许多误解，很多人仍很难接受自己得了心理疾病，或者怕被人知道自己有心理问题，也就是所谓的"病耻感"。其实很多心理疾病是一种因环境、个体、生物因素共同导致的大脑内神经递质改变引起的疾病，它们是客观存在，也是可以治疗的疾病，及时就诊可以早期治疗，延缓疾病进展，减少对生活和社会功能的影响。

主持人："社恐"一般多大年龄发病？

程小燕：社交恐惧症发病年龄早，一般起病于儿童中期，中位起病年龄为 10 岁，但就医年龄通常在青少年和成年早期。这可能同儿童期性格尚未定型，家长会忽视儿童社交方面问题，未引起足够重视。而到青少年或者成年期，随着各人社交意识的增强，发现自己与他人的不同，甚至影响到了学习与工作，才会引起重视并就诊。

主持人：很多人都会担心在公共场合讲话的情况，都是"社恐"吗？

程小燕：担心在公场合讲话，这是几乎每个人都有的正常心理反应，只有当这种担心害怕特别明显，已经持续 6 个月及以上，您自己也意识到这种担心害怕是过分的或不合理的，并且已经影响到您的社会功能或给您带来了很大的痛苦时才可能患上了社交恐惧症。

主持人：社交恐惧症的临床表现有哪些呢？

程小燕：成人主要表现为对社交场合的回避以及脸红、出汗、心跳加快等躯体症状。儿童青少年主要表现为回避社交活动或情境，包括在他人面前说话或表演、结识新朋友、与教师等权威人物交谈、或以任何方式成为关注的焦点等。社交焦虑障碍儿童的社交技能并不一定差，但由于焦虑症状,患者可能在社交方面表现得很笨拙，如说话较少、声音小或者犹豫不决。

　　主持人："社恐"是否就是平时所说的情商不高？

　　程小燕：儿童"社恐"的表现和情商虽有有一定的关系，但是还是有很大区别。情商主要是指人在情绪、情感、意志、耐受、挫折等方面的一些品质，也有一种说法是情商在某种程度上讲就是一个人的共情能力，也就是理解他人，能和他人感同身受的能力。"社恐"的儿童表现出在社交方面的笨拙，并不代表他们不能理解他人，不能和别人共情，只是因为他们对社交的恐惧，让他们在行为上表现得比较退缩，恐惧自己的一些表现不够好，会当众出丑，或者让自己陷入比较尴尬的境地。

三、"社恐"的诊断及治疗

　　主持人："社恐"可以预防吗？有什么办法可以预防"社恐"？

　　程小燕：由于社交焦虑障碍等发病年龄较早，且患者往往存在一定的个性基础，因此该病的预防重点在于青春期前期的心理教育，以及对于敏感人群的早期识别。对可能引起社交焦虑的因素有所意识，并针对性的进行社交技能的练习，指导某些社交技能欠佳的个体对某些重要场合的活动事先进行必要的准备，减少预期的紧张。

　　主持人：有听友问，他怕遇到陌生人，有的时候也特别怕遇到熟人，尤其是做演讲的时候，特别担心熟人会因为自己讲得不好而嘲笑自己。这算是"社恐"吗？

　　程小燕：不能根据是怕遇到熟悉的人或者是陌生人来判断到底是不是"社恐"。"社恐"的标准主要是这种担心和害怕是否已经严重影响到了社会功能，也就说是否已经影响到了该听众不敢去演讲，不敢去社交。如果只是看到陌生人或者看到熟悉的人紧张，这其实是一种正常的心理反应。

主持人：医生通过什么评估"社恐"以及它的严重度？

程小燕：评估步骤包括问卷、行为观察及诊断性访谈。

问卷：客观性的评估工具包括一下两种。①成人，Liebowitz 社交焦虑量表(LSIS)；②儿童，儿童社交焦虑量表(SASC)。

行为观察：儿童通过家长、同学、老师等的观察，成人通过家人、朋友、同事等的观察。

诊断性访谈：就是和医生面对面的交流。对于可能的社交焦虑障碍患者，临床医生需要通过诊断性访谈全面评估患者的社交焦虑和有关问题:害怕、回避和功能损害以及产生焦虑的场合和出现的躯体症状。此外，还需要注意患者可能具有一些共病状态，约 72%的社交焦虑障碍患者报告有共病其他精神障碍，最常见共病是其他焦虑障碍、抑郁障碍和物质使用障碍。

主持人：有听众问，她曾在网上做过类似量表，提交后显示是中度社交焦虑，这种结果可靠吗？

程小燕：只能说作为参考，自评方式的量表往往不够客观，因为患者在不同的心态下很可能难以客观选择答案。还是建议您尽快到相关门诊就诊，在专业医生的专业评估之后再下定论。可以提供相关服务的科室有：综合医院心理科，精神专科医院精神心理科。

主持人："社恐"可以治愈吗？有哪些治疗方法？

程小燕：可以治愈，目前的治疗手段主要就是心理治疗，药物治疗，心理治疗联合药物治疗的一种联合治疗手段。

1. 心理治疗　该疗法是目前最为常用的社交恐惧症的心理治疗

方法，包括三种主要的认知行为技术，即暴露疗法、认知重建和社交技能训练。暴露疗法应从较低焦虑的场景开始，包括想象暴露与真实暴露两种形式；认知重建主要针对自我概念差、害怕别人负性评价的患者，与暴露疗法联合使用效果会更好；社交技能训练主要采用模仿、角色表演和指定练习等方式，帮助患者学会适当的社交行为，减轻在既往恐惧的社交场合的焦虑。最近，虚拟现实技术的发展为社交焦虑障碍的治疗提供了新的暴露治疗途径，这种计算机模拟技术提高了暴露场景的真实感和可操作性。

2. **药物治疗**　社交焦虑障碍药物治疗应道循个体化原则，首选抗抑郁药，选择性 5-羟色胺再摄取抑制剂（SSRIs）：帕罗西汀、舍曲林、氟伏沙明、氟西汀、西酞普兰、艾司西酞普兰，或 5-羟色胺和去甲肾上腺素再摄取抑制剂（SNRIs）：文拉法辛、度洛西汀。一般 4~12 周显效，如果效果仍不明显，可考虑换用同类药物或作用机制不同的另一种药物。可短期联合苯二氮䓬类药物，应注意药物间相互作用带来的影响。治疗从小剂量开始，足量、足疗程。治疗期间观察病情变化和不良反应，并及时处理。

3. **联合治疗**　社交焦虑障碍是生物、心理、社会等多方面因素相互影响的结果。大量研究显示，社交焦虑障碍患者其家庭、职业及社会功能受限重，病程长，医疗卫生资源花费多。

主持人：这些药物能进医保吗？我们能够承受其费用吗？

程小燕：用于治疗"社恐"药物都已进入国家医保范围，有国产和进口之分，每种药物价格也有所差异，但总体费用在医保报销之后自费部分不算很多。

主持人：都说是药三分毒，担心会产生药物依赖或者药物成瘾？

程小燕：只有苯二氮䓬类药物可能会成瘾，所以需要在医生的指导下规范用药，一般要求短期用药，尽量不要超过 2 周，这样可以大大降低成瘾的发生概率。长期用药还是以选择性 5-羟色胺再摄取抑制剂和 5-羟色胺和去甲肾上腺素再摄取抑制剂为一线推荐用药，该类药物不会有成瘾的问题。

主持人：儿童的治疗也是要用这个药吗？会不会对成长有害？

程小燕：是的，儿童的治疗和成人还是有一定差别的。目前尚无批准用于儿童社交焦虑障碍的药物，国外指南推荐儿童及青少年治疗首选认知行为治疗，包括个体认知行为治疗或团体认知行为治疗，次选短程精神动力学治疗。我国焦虑障碍防治指南认为对患者父母及本人的健康教育尤其重要，父母、学校教育方式的调整或阳性强化其社交行为等心理治对方法效果更好。如果合并严重的抑郁障碍或物质依赖，则需要使用药物治疗。

主持人："社恐"可以治愈吗？何种程度算是治好了呢？

程小燕：如果得到及时的治疗，大部分患者可以恢复健康，由于病程长，因此该病的痊愈常常较晚，一般在发病25年后痊愈。

当患者能够在实践中克服因恐惧担心产生的焦虑以及因此带来的回避行为，只有回归到日常的工作生活中，才算真正康复。

四、家长和社会如何应对"社恐"

主持人：孩子"社恐"，作为家长可以做些什么？

程小燕：由于社交焦虑病程较长，因此康复需要的时间也比较长，既需要患者的积极参与、专科医疗团队的干预，也需要家属的配合以及社区卫生中心的协调合作。对于有家族史、过度内向、负性自我评价、管教严厉、行为抑制、被过度保护的儿童及青少年，父母应调整教养方式，例如多给予鼓励及肯定、创造开放式的家庭环境和积极的社交条件、为患者提供心理支持、避免过度的惩罚打击等。

主持人：社区卫生人员能做些什么？

程小燕：社区卫生人员可提供生活指导、健康宣教及疾病知识普及，长期跟踪了解患者的病情及波动情况，有利于疾病预防、早期识别及早期干预。

主持人：专业的精神卫生机构有哪些治疗？

程小燕：我们浦东新区精卫中心成立专门的心境障碍科，这里面有主任医师、副主任医师，还有一些主治医生。他们平时接诊大量的焦虑抑郁患者，所以在"社恐"方面还是比较有经验的。

结束语：在这个快速发展、信息爆炸的时代，如果您"社恐"了，请不要担心，不要害怕，面对内心的自己，在专业人员的帮助下，勇敢展现自己，融入社会，相信您一定会拥有健康幸福的生活。

作者介绍

▶ **程小燕**（一病区主治医师）

上海交通大学精神病与精神卫生学专业硕士研究生。擅长精神科常见疾病的诊治，尤其是抑郁障碍、双相情感障碍、焦虑障碍等。

音乐对人精神和生理健康的作用

　　人类社会自古就有音乐，音乐也随着人类文明的发展而不断变革进步。科学研究发现音乐有辅助治疗的作用，对人的物理、生理、心理、社交等都有调节和改善的作用，音乐治疗可应用于痴呆的预防、治疗、康复等方面。

一、什么是音乐治疗

　　主持人：人们在悲伤的时候听一些摆脱悲伤元素的歌曲，在急躁的时候听到打鼓会更加紧张，这些是音乐治疗吗？什么是音乐治疗？

　　秦虹云：人类社会自古就有音乐，随着人类历史的发展，音乐的表现形式也发生变化。人们在很早以前就意识到音乐有调节情绪的作用，《黄帝内经》记载音乐对人的精神具有调养作用。但是音乐作为一种治疗手段是从近二三十年开始的。

　　音乐治疗有广义和狭义之分。国际通用的定义是"使用音乐或音乐元素，包括声音、节奏、旋律、和声，并由一个有资格的音乐治疗师带给一个来访者或来访团体，帮助他们表达情绪、沟通以及进行学习和运动。"

　　狭义的音乐治疗方法认为，音乐治疗是一个科学系统且规范的治疗过程，其中有不同的方法和理论流派的应用，音乐治疗过程必须包括音乐、被治疗者和训练有素的音乐治疗师这三个要素，三者缺少任何一个都不能称之为音乐疗法。也就是指利用音乐综合性的治疗特性，有目的、有计划地用于某些疾病的康复和机能改善的一种方法。

广义的音乐治疗除上述含义之外，还包括运用一切与音乐有关的活动形式作为心理疏导手段，如听歌、器乐演奏、音乐创作、即兴表演、舞蹈等各种活动，这些活动可以没有治疗师的参与，是一种自娱、自助、自疗的心理保健方式。

音乐治疗虽无法治愈疾病，但对提高患者的情绪及生活还是有不错的效果。

主持人：音乐治疗的疗效体现在哪些方面？

秦虹云：通过研究发现，音乐治疗的疗效主要体现在物理、生理、社会、心理四个方面。

从物理学观点来看：人体是由许多有规律的振动系统构成的。人的脑电波运动，心脏搏动，肺的舒缩，肠胃的蠕动和自律，神经活动等大约一百多种生理活动均具有一定的节奏。不同的音乐也具有不同的节奏、力度、旋律以及音调与音色。音乐作用于人体后，便会产生不同的作用。有益的共振能使人体器官协调一致，使相应器官产生兴奋或抑制等不同的效应。

生理作用：研究证明，听音乐能够影响大脑中化学物质的释放，这种物质能够调节情绪，改善抑郁情绪，减少攻击行为，提高睡眠质量。音乐可以引起各种生理特征（呼吸、心跳、血压的高低、皮肤温度、皮肤电阻值降、肌肉电位、血液中的去甲肾上腺素含量等）

的改变，进而明显地促进人体的内部机能稳定，减少紧张焦虑情绪，使被治疗者恢复平静。

社交作用：音乐活动如乐器合奏、合唱、音乐游戏、舞蹈等，本身就是一种社会交往活动。通过组织各种音乐活动，为心理疾病患者提供一个用音乐和语言来交流表达、宣泄内心情感的机会，让患者在情感交流中互相同情、理解和支持。这样，治疗者在各种心理困扰和痛苦得到缓解的同时，也获得到了自我表现和成功感的满足，从而使其增加自信心，提高自我评价，促进心理健康。

心理作用：音乐作为一门艺术，它不仅能给人们提供一种精神上的享受，同时还可以表达思想感情，鼓舞精神。优美、轻松、愉快的音乐可以使我们心情舒畅、视野开阔；雄壮、激昂、奔放有力的音乐会使人意气风发、热血沸腾。

二、音乐治疗的发展

主持人：国内的音乐治疗开展情况是怎样的？

秦虹云：《黄帝内经》中就有过对音乐在调节人的情志记载。国际上最早开始的音乐治疗是用来缓解疼痛和针对智力缺损孩子之间的交流。如孤独症这种智能有缺损，或者与人交流有困难，通过音乐来帮助交流。在音乐治疗中，中央音乐学院音乐治疗中心高天教授翻译的《音乐治疗在老年痴呆中的应用》书中指出，在听音乐或表达音乐的过程中发现，音乐的神经环路同语言的环路不同。所以在人类语言表达能力丧失或者是语言表达能力还未充分建立时，可以通过欣赏音乐或者创作音乐来达到表达情绪、感受，通过这个过程来达到治疗或者干预的目的。

主持人：音乐治疗的理论依据是什么？

秦虹云：选择音乐治疗的人一个突出特点是表达出现了问题。三岁之前的儿童，语言功能不完善，生气发怒时会通过摔东西，或者做一些家长无法理解的行为来宣泄情绪。但当他们听儿歌或者舒缓音乐时，孩子会从冲动乱踢的行为变成有节律的舞动行为，这就达到了降低了不合理行为，增加合理行为的效果。

同样的方法适用于老年痴呆患者。老年痴呆患者的特点是既往有完好的语言发展过程，只是由于神经退行性的改变，皮质功能的丧失，语言能力在逐渐退化，慢慢不会表达。如果给他们听以前喜欢的歌曲，他们会随着歌曲表达一些词语，而这些词语可能同他们以前的生活息息相关，从而达到交流的目的。

音乐干预的最重要目标不是为了治疗疾病，而是通过音乐来达到交流，让周围人来了解他们的想法，理解他们的感受。

主持人：有听友问，自己喜欢听日韩、欧美流行音乐，而家里的老人喜欢听古典音乐，是不是不同音乐会有不同的效果？

秦虹云：我们常说音乐无国界，但是音乐带有各民族的文化特征。古典音乐一般比较轻柔舒缓，给人宁静庄重温馨的感觉。而目前的流行音乐，很多比较快节奏，符合年轻人的朝气心理，所以相对在年轻人中比较流行。

但是音乐除了有共性，也有个性，依据个人喜好，选择适合自己的音乐。儿童一般会选择3字、4字等这种韵律感、节奏感比较强的儿童或者诗歌；青年会选择摇滚等这种动感比较强的音乐；而老年人由于生理机能的下降，可能会选择一些相对舒缓的音乐。

主持人：音乐治疗的方法有哪些？

秦虹云：音乐治疗的方法很多，大致分为三种类型：接受式音乐治疗、即兴演奏式音乐治疗和再创造式音乐治疗。

接受式音乐治疗：即行为主义流派（包括歌曲讨论，音乐回忆），通过聆听来达到治疗的目的。行为主义治疗师认为音乐可以规范患者的行为，缓解焦虑和恐惧；引发一些如放松等我们期待的积极行为；刺激记忆，影响患者的行为，等等。

即兴演奏式音乐治疗：即兴式流派，是通过在特定的乐器上随心所欲地即兴演奏音乐的活动来达到治疗的目的。即兴式流派的治疗师认为，即兴创作音乐能够让患者了解自己，学会自我表达。交流式流派的治疗师认为，即兴音乐演奏作为一种非语言的表达交流方式能够帮助失去语言交流功能的患者重新交流。

再创造式音乐治疗：即人本主义流派，其方法是通过主动参与演唱、演奏音乐作品，根据需要进行改变的各种活动（包括演唱、演奏、创作等）来达到治疗的目的。人本主义流派认为音乐治疗的关键是在于让患者感受到安全和自在，以及周围人的无条件接纳，主要促进患者被周围人的认可。

三、音乐治疗的实践应用

主持人：有听友问，对某一类音乐的偏好，是否能够反映内心深层的需要，或者同性格相关？

秦虹云：有一定的关系。如果一个人本身非常热情奔放，但周围的环境和职业需要他平时都表现得镇定自若，这时候他可能会比较喜欢听一些摇滚歌曲来达到心理的平衡。

音乐无好坏之分，主要是达到同自己内心的共鸣，表达出自己的情绪。

主持人：音乐治疗它到底在老年痴呆方面运用的怎么样的？

秦虹云：老年大学的实验发现音乐活动可以预防阿尔兹海默病。国内的几万所老年大学，都开设了不同类型的音乐课程，而且这些音乐课程往往成为名列前三名的热门课程，受到老年人的青睐。此外，在福利机构、敬老院、社区也有相应的老年人的音乐活动，如组织他们参与合唱、欣赏音乐等。各机关的老年人合唱团是中国老年人音乐活动开展得非常有特色的群体组织，经常举行的演出和比赛更是为他们提供了一个施展才华的平台。音乐作为一种兴趣，从调节情绪、提高智力训练、参与社会活动、增进人际沟通等方面对退休老人的健康问题有明显的帮助。

音乐治疗作为一种非药物治疗手段（康复中的应用），以其简单、经济、安全、有效的特点，备受国内外医疗护理人员的关注和青睐。尤其在疗养院、护理之家等养老护理机构，音乐治疗被视为老年病护理中一个不可缺少的重要部分。研究表明，音乐治疗可以通过为阿尔兹海默病患者提供感官刺激，提高其大脑皮质兴奋性，从而提高他们的生活质量，达到防止、延缓生理和精神功能恶化的作用。

主持人：听说在儿童期接受三年的音乐训练，能够使大脑产生一些明显的变化，这种变化会持续到成年。

秦虹云：这个是由大脑可塑性决定的。出生的时候是脑细胞最丰富的时候，后期由于不断的学习和发展过程，大脑神经细胞会有用进废退的选择，所以儿童期接受过音乐专业培训三年，加上后天不断重复练习，这部分的神经细胞会比较发达。确实经过培训的孩子，成年之后，在对音乐的敏感性上要比没有经过培训的好。

当然先天和后天的培养密不可分，后天培养也是非常重要的。

主持人：有听友问，离开了音乐他心情又会恢复到之前该怎么办？

秦虹云：音乐只能够起到缓解情绪，或是促进情绪的表达的作用。真正的治疗就是解铃还须系铃人，原来对存在的问题要根本的解决才能够达到效果。

前面提到的对痴呆患者的音乐干预，只能是让患者觉得自己被认可，促进与他人交流，无法治愈痴呆，也不能够改善记忆力。

结束语：音乐是一种神奇的东西，拥有着超乎你想象的魔力，它拥有其他表达方式所不能及的情绪感染力，而音乐治疗从古至今也一直带有神秘的色彩。实际上早在 2000 年前，我国经典著作《黄帝内经》就提出了五音疗级，即根据宫、商、角、徵、羽这 5 种民族调式音乐的特性，与五脏五行的关系来选择进行针对性治疗。

作者介绍

▶ **秦虹云** （科教科 主任医师）

复旦大学上海医学院硕士，同济大学医学院精神医学博士。

2004 年开始从事精神医学和心理治疗相关临床、教学及研究工作，专业方向为临床精神病学和社区精神医学。于 2015 年和 2016 年前往芬兰库奥皮奥大学、德国海德堡大学和汉堡大学等高校进行社区精神医学、心身医学与心理治疗学的访问学习。

浦东新区学科带头人，曾入选上海市高级中西医结合人才和浦东新区青年医学人才。

"量体裁药"——精神科药物基因学检测

"是药三分毒"这让老百姓又爱又恨的药物是精神科疾病治疗的主要手段。如何避免无效用药、有害用药以及盲目保健，实现依据不同个体差异合理用药呢？基于每个人的基因差异的"量体裁药"打开了精准医学的大门。

一、什么是药物基因检测

主持人： 我们很多人每天都要服药，可是吃的药到底有没有效，也是因人而异的？听说这当中是基因起到了一定的作用，那么到底什么叫药物基因学？检测又是为什么？

葛艳： 药物基因学主要研究个体遗传多态性导致的药物应答差异。检测即是查出与药物相关基因的变异，导致有些患者需要超出标准剂量的药物才能有治疗效果，有些患者却只需要十分之一个标准剂量就能达到最佳疗效，否则就会引起不良反应。举个例子，张大爷和王大爷同样遵医嘱服同一个降压药，张大爷服药后血压平稳下降，而王大爷服了不仅血压没降低，还头晕得直呼药不好。这说明服用相同的药物，但是基因型不同的患者，在疗效和不良反应上是存在一定差异的，基因检测就是辅助医生在药物选择、剂量判断等方面的精准治疗。

主持人：精准治疗不只是局限在精神科？

葛艳："精准治疗"主要强调基因是否变异，因而只有与基因有肯定关系的药物才具有测定基础，例如糖尿病、肿瘤、精神病等的相关药物与人体基因存在肯定关系，因而这类药物的个体化用量是值得探究的。

主持人：是否就是现在很流行的"个体化药物治疗"？

葛艳：是的，通俗解释就是根据患者基因结构信息，尤其是发生变异的基因结构，有针对性地选择药物，并确定最适合他个人的用药剂量。

主持人：有时我们会听到一些患者问"自己的病有多大的概率会传递给子女"。这是与遗传基因有关的，对吗？

葛艳：这类就是疾病的基因检测，主要面对遗传学相关的问题。这类检测主要是检测常见基因、罕见基因、基因表达等。其实就是提示疾病发生的相对危险度以及遗传因素如何与环境因素【年龄、性别、饮食、季节、每天的不同时间、用药、暴露于各种环境刺激而发生变化】发生交互作用，进而提高疾病的患病风险。

药物基因检测主要面对药物的治疗反应、安全性相关的问题。比如很多患者会问及'听说查基因有助于选择药物，或者知道自己吃多少量'。这类检测主要是检测代谢基因、疗效易感基因等。其实就是简单地运用已知的基因理论改善患者的治疗。

主持人：如果某种疾病有家族史，父母的用药量和子女的用药量会一样吗？会不会也出现惊人的相似？

葛艳：的确会，例如免疫系统疾病类风湿关节炎，很多就是有家族性的，用相同的药物都会有较好的治疗效果；包括像我们临床上的抑郁症，我们遇到过哥哥和妹妹同样得了抑郁症，他们用了相同的药物，甚至是差不多的一个剂量疗效都很好，并且因为共病，治疗相似。

二、药物基因检测在精神科的意义

主持人：药物基因检测对精神类疾病患者有着怎样的意义？

葛艳：精神疾病的患者不仅要面对身体的生理病痛，还需要直面社会舆论的心理压力。抗精神病药治疗应答不佳（俗称疗效差）是精神分裂症患者住院时间延长及反复入院的重要原因之一；事实上，这一情况常常与患者的基因型有关，例如对特定抗精神病药的代谢速度较快。而且，由于个体遗传背景的差异，不同精神科药物对不同患者往往具有不同药效，甚至是不良反应的强弱差异。

主持人：第一次给精神疾病患者开药时，是不是需要他们要先来试一下到底什么样的药更适合他们？

葛艳：这其实是较传统的给药方法，的确在治疗初期需要医师凭借专业知识、经验以及对各类药物的特性进行选择给药，同时并不能预测患者会有怎样的个体差异，对药物的敏感性，这也是我们希望通过基因检测来进行精准治疗的原因。

主持人：药物基因检测有没有一些指标，它们分别代表一些什么样的意思？

葛艳：根据药物代谢速度，基因型可分为超快代谢型（UM）、正常代谢型（EM）、慢代谢型（PM）和中间代谢型（IM）4个亚型；其中超快代谢型的基因型表达患者能使某些药物的代谢速度提高，即血药浓度快速到达峰值后又快速下降，这样并不利于疾病的治疗。

关于代谢酶，CYP2D6 是抗精神病药物的主要代谢酶，能代谢 40%的抗精神病药物。就对女性患者较友好的阿立哌唑而言，慢代谢型（PM）患者服用阿立哌唑时需减日最大用量至 10 毫克（或最大量的 2/3）。

主持人：为什么这个阿立哌唑是对女性患者比较友好？

葛艳：许多新一代的抗精神病药比较常见的不良反应是致高泌乳素血症、体重增加，其中高泌乳素血症表现就是月经紊乱、闭经、骨质疏松等，对患者尤其女性身心都会造成损害。而阿立哌唑很少会产生该类不良反应，并且与其他药物同服还能降低这类不良反应的发生。

主持人：是否还有其他会被影响到的基因或者产生不好作用的基因需要检测？

葛艳：CYP1A2 负责 20%的抗精神病药代谢，其酶活性往往易受咖啡因、吸烟等因素影响，在抗精神病药物临床治疗中，需根据患者是否摄入咖啡因或是否吸烟，调整剂量。

疗效基因的检测，如影响抗精神病药物药效学方面的基因有许多：主要包括多巴胺受体(DRD) 和 5-羟色胺受体(HTR) 等，如 DRD2、 DRD3、HTR1A、HTR2A 等，可通过影响脑内受体表达密度、亲和力或神经递质传递效率等与抗精神病药疗效产生相关性。

与不良反应相关的基因也有很多得到证实，患者使用抗精神病药物引起的不良反应主要包括体重增加、粒细胞缺乏症、迟发性运动障碍与锥体外系不良反应等。其中，食欲素受体和线粒体基因等与药源性体重增加具有相关性。抗精神病药物所致的高泌乳素血症主要与 DRD2 受体具有相关性。其实大部分基因与不良反应均有显著关联性，但不良反应的发生是部分基因共同作用的结果，而非某一个基因决定。

主持人：这里有一些特别专业的名称，一般老百姓记不住怎么办？检测的结果如何使用？

葛艳：通过检测，每个患者都会得到一本类似体检报告的文件。其中会将以上有依据的数据结果都罗列出来，即使患者自己看不懂，但是在与专业的精神科医师密切沟通中，得到详细解读，进而对自己的疾病及用药有更深入的了解。也是一次很好的互相熟悉、交流的过程。

主持人：是否所有的患者都需要基因检测？哪些人更需要？

葛艳：所有患者都可以进行基因检测，这是对药物应答进行检测，并不是针对特定的某一种疾病。

但是更适合某些特需人群，如首发、低龄、治疗抵抗型（TRS）、较重视安全用药的患者等。首发患者可以在短时间内就找到最适合的药物，减少换药次数，提高治疗效率。对于那些既往抗抑郁药或抗精神病药治疗反应不佳或出现不良反应的患者，通过药物基因检测，有助于明确用药方案的优化方向。对于难治性患者，尽管提供的帮助可能有限，但有助于探索相关遗传学线索。

三、药物基因检测的具体应用

主持人：目前哪些精神科药物可以进行基因检测？

葛艳：基因检测涵盖了目前精神科主流的大部分抗精神病药、抗抑郁药、情感稳定剂、抗焦虑药、抗癫痫药等，尤其如抗抑郁药

（舍曲林、西酞普兰、氟西汀、帕罗西汀、氟伏沙明），抗精神病酮家族（利培酮、齐拉西酮、帕里哌酮、鲁拉西酮），平家族（氯氮平、奥氮平、喹硫平）以及阿立哌唑等药物。

主持人：有听众问，检测结果如果和目前用药不一致怎么办？

葛艳：尽管使用药物基因检测有益，但检测的结果并不是要改变治疗药物。有针对临床门诊抑郁症患者的药物基因检测的研究发现，其实79%的患者已经处方了符合基因测试结果推荐的抗抑郁药物（我们临床也有几例如同）。因此，不建议临床表现稳定的患者再去根据基因测试结果更换药物。但是这类检测能够找到最合适的给药剂量，以提高患者当前治疗的耐受性。更重要的是，这种检测的结果可能具有更广泛的用途，推动科学继续发现疾病更细的分型或诊断。

主持人：有听众问，听说基因检测还是需要支付一定费用的，那还有其他检测可以做到这样个性化的用药吗？

葛艳：所有患者都可以进行基因检测，但权衡益处和花费，还是比较适合以上说到的特需的患者的。那普通患者，即使没有遇到相关的用药疑问，也是可以通过我们医院目前已经广泛开展的药物治疗浓度监测（TDM）来观察自己的用药效果或反应的。

主持人：能简单介绍一下药物治疗浓度监测吗？

葛艳：其是通过患者血液中的药物及代谢物的浓度，以确定药物有效浓度及毒性浓度之间的范围。用于指导用药剂量优化，保证治疗安全且有效，甚至还能帮助检测出患者是否按医生嘱托服用药物，漏服药或不服药都能发现。我们的住院患者在用药期间都会使用到这一技术，门诊患者医生也会在诊疗中提出建议。如果基因监测+血药浓度监测，那就是双重保障。

结束语：21 世纪的医学将从疾病医学向健康医学发展，从群体治疗向个体治疗发展。以药物基因检测为治疗方法的疾病诊治正在打开了精神科精准医学的大门。个体化治疗就是以每个患者的信息为基础决定治疗方案，从基因多态性的差异来把握治疗效果或不良反应等应答的特性，相当于有了一本属于自己的用药说明书。最终目的是用更少的药，达到更理想的治疗效果。

作者介绍

▶ **葛艳**（药剂科主管药师）

主攻：精神科临床药学。复旦大学药学院毕业，主管药师、审方药师、执业药师。

以第一作者撰写《精神专科医院药学门诊基于 PDCA 管理模式的应用与效果》获第 11 届上海市医院管理学术大会三等奖。作为"奥利给队"参赛队员参与 2020 上海医院协会精神卫生中心管理专业委员会"乐在欣中"抑郁焦虑解析大赛获优秀奖。

严重精神障碍治疗管理

一、真实案例分享（患者姓名和社区等信息为化名）

2020 年夏天，对于小文的家庭来说是个不幸的一年，这年小文被诊断为精神分裂症。精神分裂症对于年仅 18 岁的小文，似乎意味着人生的前途到此为止。小文拒绝就医，拒绝服药。把一个人关在家里，学校也不去了，靠手机游戏麻痹自己，打发时间。随着时间的推移，小文的病情也逐渐有了恶化的迹象，终于有一天的中午，小文从家里窗口一跃而下，幸好小文家住在 3 楼，仅仅是小腿骨折，没有造成人间悲剧。

A 社区卫生服务中心的精防医生了解到小文的情况后，主动上门和小文及其家属进行深入沟通，宣传了长效药物治疗的适应证、优点以及使用方法。长效药物治疗是政府目前在大力推进的惠民工作，并不是每个人都有资格享受的，只有符合条件的人员才可以使用。长效药物只需要一个月打一针，将药物注射到体内后，就像在身体内部建立一个药物仓库，缓慢释放保持持续治疗效果。如果小文参加长效药物治疗后病情控制的好的话，小文就可以返回学校上课。

2021 年 5 月，小文在姐姐和妈妈的鼓励下，在社区精防医生的的陪同下，参加了浦东新区精神卫生中心每周五下午的集中体检评估。体检结果显示小文身体非常健康，医学评估也顺利地通过了，这对小文而言是最好的消息了，他当场注射了第一针。

8月上旬，小文的姐姐和小文来到新区精卫中心公共精神卫生科询问了后续注射的事宜，原来小文准备在9月回到学校上课，但是小文的学校在扬州只能周末回来。公共精神卫生科和A社区协商后，同意家属或精防医生代配药后，将药暂存社区卫生服务中心，等小文周末学校回来再注射。并嘱咐他定期到新区精卫中心医学评估随访。与此同时，医生又告知了小文一个好消息，3个月一针的善妥达已经进医保了，到时候小文只需要3个月注射一次了，那就更方便了！小文和他姐姐听闻了消息，脸上露出久违的笑容。对于精神障碍患者，可以重归社区，重返学校，这是多么值得高兴的事呀！

二、患者与家属常见问题

1. 长效药物治疗项目是什么？政府为什么推进长效药物项目？

为持续优化和完善严重精神障碍患者服务管理，保障患者治疗康复效果，减少复发，减轻患者家庭经济及照料负担，帮助患者病情稳定，早日回归社会。市卫健委、市公安局、市医保局、市财政局联合部署制定了《上海市社区严重精神障碍患使用长效治疗药物工作方案》，浦东新区对社区精神障碍患者实施长效药物免费治疗。

2. 长效药物治疗项目适用对象是哪些？

纳入并接受社区服务管理且符合相关条件的严重精神障碍患者，经医学专业评估符合使用长效药物适应证。

3. 参加长效药物治疗项目的优惠政策有哪些？

使用长效药物治疗费用除医保外自负部分由政府专项资金支

付，个人全免费，即自掏腰包部分由政府财政支持，每月可节省近千元药物费用。

4．患者如何参加长效药物治疗项目？

患者在接受社区随访时，或直接向居住地所在社区卫生服务中心精防医生申请，填写知情同意书及申请表，至区精神卫生中心接受专业医学评估，评估通过即可使用长效药物治疗。

5．长效药物和口服药物相比较，有哪些优势？

通俗来说，长效药物和口服药只是两种不同给药方式，打针并不意味着病情严重，长效药物和口服药一样可以有效维持症状稳定，而且长期使用能降低复发风险，利于患者重新恢复工作和学习，最终回归社会。

优势1：长效针剂可以在体内持续稳定地释放药物，维持平稳的血药浓度，而不像口服药物，血药浓度存在明显的波峰和波谷。

优势2：研究结果显示，相比于口服药物，长效针剂更有效预防症状复发，减少入院。

优势3：长效针剂对治疗依从性具有积极的影响，患者往往不愿意主动服药，而长效针剂大大减少家属叮嘱患者口服用药的频次，减少照护负担。

优势4：长效针剂可以预防服药中断。长期坚持每天口服药物相当不易，很多时候（如逢年过节、外出旅游、应激事件等）很容易出现服药中断，造成病情反复，而长效针剂可以降低这种风险。

6．哪些人适合使用长效药物？

理论上讲，所有需要长期治疗的患者都可以考虑长效药物治疗，如果有以下情况，则更适合选择长效药物治疗：

考虑患者的方便性：长效药物只需要一个月或者三个月注射一次，可以回到就近的社区卫生服务中心进行注射，大大减少往返医院的交通成本和时间成本，效果和安全性和口服药一样。不用像口服药一样天天吃，担心忘记服药，也不必担心被他人发现自己服药而知道自己患有精神疾病。

考虑家属的方便性：口服治疗的话每天要盯着患者服药，而使用长效药物方便患者坚持治疗，减少复发，又减轻家属的照料负担，综合提高家庭的生活质量。

考虑经济负担：每次开药都要自负一部分挂号费、检查费、药费，如果病情有复发，则交通费、住院费都是一笔不小的开支。而使用长效药物，政府惠民政策便能够承担几乎所有费用，并且药品能够保证体内一个月都有药。研究表明使用长效药物能够比服药降低 30% 的复发风险，在治疗效果较好的前提下，还能降低家庭的经济负担。

考虑患者会复发：复发会影响大脑功能，每一次复发都会使大脑功能受损。临床研究显示使用长效药物比口服药更能够有效减少复发，这也意味着患者有更多机会继续学习、工作，重新融入社会。

7. 长效针剂三月剂型优势有哪些？

一年 4 次，且注射期可以在上次打针后三个月的时间节点前后 2 周内灵活调整，相对于一月剂型大幅减少患者往来医院的次数。疗效和一月剂型没有差异。接受一月剂型满 3 个月就可以申请转用三月剂型了。

长效药物治疗是目前比较新型的抗精神病治疗方式，大众对于长效药物治疗的认识还有待提高。

作者介绍

▶ **杨屹**（副主任医师）

上海市浦东新区精神卫生中心暨同济大学附属精神卫生中心

上海市浦东新区疾病预防控制精神卫生分中心

公共精神卫生科科长

上海市中西医结合精神分会委员

浦东新区公共精神卫生特色学科建设骨干

从事疾病预防控制工作近 20 年，擅长社区严重精神障碍服务管理工作。主持参与完成市区课题 6 项，核心期刊发表论文 20 余篇。

"心"认识、"心"健康、"心"服务

一、健康与心理健康

谈及"健康",很多人第一反应是身体健康,四肢健全,躯体没有病痛,那就等同于"健康"。世界卫生组织关于健康的定义是"健康乃是一种在身体上、精神上的完美状态,以及良好的适应力,而不仅仅是没有疾病和衰弱的状态。"心理健康,又称精神卫生,英文为 mental health,是指一种健康状态。在这种状态中,每个人能够实现自己的能力,能够应付正常的生活压力,能够有成效地从事工作,并能够对其社区做出贡献。也就是说,一个人在躯体健康、心理健康、社会适应良好和道德健康四方面都健全,才是完全健康;没有心理健康就没有健康。

2018 年,国家 10 部委联合发布《全国社会心理服务体系建设试点工作方案》,旨在全国试点开展社会心理服务体系建设(包括建立健全心理健康服务网络,构建基层心理健康服务平台,鼓励创办社会心理服务机构,增强医疗机构心理健康服务能力等),不断提升国民心理健康素养,培育自尊自信、理性平和、积极向上的社会心态,助力实现"两个一百年"奋斗目标和中华民族伟大复兴的中国梦。

二、理解心理健康问题

心理健康问题根据其严重程度，分为心理困惑、心理行为问题和精神障碍问题。绝大多数人的心理问题往往是心理困惑，可以理解为"心理感冒"，是偶然发生、短暂出现的烦恼，可能随着时间的流逝而自然消失，或者通过与亲朋好友沟通交流，给心理做几次"按摩"就能解决问题。

出现心理行为问题的个体，比心理"感冒"程度严重，往往会感受到情绪痛苦、低落，甚至其社会功能受影响，往往需要专业的心理干预。可以寻求专业的心理咨询师、心理治疗师进行干预。

只有极少部分人可能患上精神障碍性疾病，患者不仅有精神症状，自知力差，意志力降低，生活懒散，逐渐影响到社会功能，导致生活不得自理、无法继续正常学习工作，需要到专业精神卫生机构进行诊断和治疗。我国将严重精神障碍的疾病纳入社区管理，主要有：精神分裂症、偏执性精神病、分裂性情感障碍、双相情感障碍、癫痫所致精神障碍和精神发育迟滞伴发精神障碍。

三、为什么要开展心理服务

WHO 系列研究显示，2015 年精神疾病和物质滥用占全球疾病总负担的 18.94%；抑郁症的健康寿命损失年在所有病种中排名第三。近年来的数据显示，严重精神障碍患者占 6.1‰，而焦虑和抑郁症患者占到全人群的 10%。精神疾病的高患病率、高复发率和高致残率，已经成为一个重要的公共卫生问题，其影响社会安全稳定、降低社会的幸福感，甚至成为一个严重的社会问题。关注心理健康，重视精神卫生，全人群提供个性化、优质的心理健康服务显得尤为迫切和重要。

四、谁来提供心理服务

心理健康服务的提供者根据不同人群的不同需求来提供。全科医师、精防人员、心理教师、心理咨询师等都可以提供简单的心理健康促进服务。一般来说，出现心理行为问题时，建议由心理咨询师、专业社工、心理治疗师、精神科医护人员来提供心理服务；普通精神障碍（轻症）患者则需要精神科医护人员、心理治疗师、心理咨询师等专业人员提供服务；而严重精神障碍患者则需要更多元化的服务。在疾病的诊治方面需要专业的精神科医师提供服务，当病情处于波动或急性期时，由精神科医护人员提供住院治疗、由精神卫生康复师提供住院康复治疗；当患者处于病情稳定期，则需要社区精防团队提供社区-医院一体化服务，帮助患者维持治疗、逐步康复并回归社会。社区精防团队由社区精防医师、全科医师、各街镇精防干部、社区民警等组成，提供多部门联合随访服务、公共精神卫生专科医师和社区精防医师提供患者综合治疗服务管理、精神卫生社工师评估患者需求并提供心理建设、康复等服务。

五、身边的心理服务

由社区和政府组织专业人员参与心理健康服务，为社区居民有针对性地提供心理援助、救治救助、心理疏导、精神慰藉、关系调适等综合服务。对严重精神障碍患者等特殊人群提供心理支持、家庭心理教育、社会融入等服务。充分利用社区心理咨询服务点或社区综合服务站，开展现场咨询、电话咨询、信函咨询、网络咨询等心理健康咨询服务。整合社区资源，在商场、学校、医院、楼宇等公共场所或特定场合开展社区心理健康知识宣教活动，提高居民的整体心理健康素养水平。

1. 通往“心”里的路

心理咨询服务的可及性是心理咨询服务惠及大众的关键。我们可以从社区卫生服务中心的心理咨询服务点、市区两级精神卫生中心（心理咨询与治疗中心）、上海市心理卫生服务行业协会成员单位、综合性医院精神科、心理咨询科、“双心”门诊等机构获得专业的心理咨询服务。上海市心理热线962525，是通过整合全市各区的心理热线，成为一条 7×24 服务、拨打即可获得专业心理咨询服务的便民热线。

2. 聊一聊身边的“心灵防火墙”

“962525”是一条由政府指导和支持，上海市精神卫生中心、上海市疾病预防控制精神卫生分中心、上海市健康促进中心等多家专业机构共同组建和实施，各区精神卫生中心精神科医生和心理治疗师参与的，面向所有大众的心理援助热线。具有多席位、7×24 小时全天候的服务模式，目前有 300 多名专业的心理咨询志愿者参与，为拨打电话的咨询者提供免费的心理服务，为公众的心理健康保驾护航。962525 是一条便捷、安全、暖心的心理疏导和关怀通道，更是全上海，乃至全国人民的一道“心灵防火墙”。

六、严重精神障碍患者的服务内容

严重精神障碍是几种常见的伴有严重的精神病性症状、认知功能障碍及自知力缺损的高复发性、高负担性及高致残性的慢性精神障碍疾病。严重精神障碍患者服务管理是上海市基本公共卫生服务中的一部分，包括预防（防止疾病复发）、治疗（维持用药、心理治疗）、康复（社会支持与回归社会），为患者提供全病程服务和全生命周期健康管理。患者接受严重精神障碍服务管理后，可以获得社区随访服务、免费治疗（市区两级免费用药目录及长效药物治疗）、免费体检、社区康复、应急处置和救治救助等医疗保障。

1. 加入社区严重精神障碍患者服务管理的流程

当患者确诊了严重精神障碍疾病后，社区精防医师将在第一时间上门和患者及家属宣传社区严重精神障碍服务管理相关政策，服务内容、患者及家属的权益和义务。如果患者同意接受服务的话，签署知情同意书，可以获得全部严重精神障碍服务内容（前文提及）。不愿意接受服务的患者也不用担心自己得不到公共卫生服务，社区关爱小组会侧面关心关爱患者，在发生紧急状况的时候，同样可以在第一时间获得应急处置和医疗保障等服务。

2. 定期随访的内容

社区精防团队上门随访患者，为患者传播心理健康知识、关注患者的病情、社区治疗及康复情况，为患者提供最新最专业的治疗康复资讯（躯体及心理）。它既是健康知识的传播者，又是精神康复指导师，更是心灵伙伴。例如，询问患者睡眠、饮食、躯体健康、吸烟、饮酒等情况，询问患者目前的用药情况及依从性、有无药物不良反应、体检情况、症状、自知力、危险行为及危险性评估、关锁情况、社会功能等，关心患者的家庭及社交情况，为患者作全面的评估，并为患者链接社会资源，等等。上门随访服务是体现社区精防团队人员对患者的关心关爱，彰显精防医护人员的人文精神，体现社会的文明程度。

3. 免费服药的政策与申请流程

上海市及 17 个区为本市无业、贫困精神疾病患者免费提供精神病治疗基本药物，包括氯丙嗪、奋乃静、泰尔登、氯氮平、舒必利、氟哌啶醇、三氟拉嗪、五氟利多、氟奋乃静癸酸酯（针剂）、安坦、阿米替林、丙咪嗪、氯丙咪嗪、麦普替林、多虑平、碳酸锂、丙戊酸钠、卡马西平、安定、佳静安定、舒乐安定等四大类 21 种药品。为保障患者健康、减少药物不良反应，定期为患者提供必要的免费体检，包括肝功能、心电图、血常规等检测。具体实验室检查项目和频度为：用药初始，每人进行一次肝功能、心电图、血常规检测；以后除服用"氯氮平"外，每季度测一次血常规；每年二次测肝功能、心电图。

免费服药申请流程为：本人或监护人提出申请，填写《上海市无业、贫困精神病人免费服药治疗申请表》→社区卫生服务中心受理、初审、报街道（乡镇）相关部门出证→社区卫生服务中心报区级疾控精神卫生分中心确认→社区卫生服务中心通知符合条件的服药对象到指定的医疗机构体检→为患者发放《上海市无业、贫困精神病人免费服药记录册》→免费服药患者凭《上海市无业、贫困精神病人免费服药记录册》到指定的医疗机构就诊→享受免费服药政策。

4. 长效药物治疗项目

自 2020 年起，上海市对于治疗依从性差、家庭监护能力弱或无监护、具有肇事肇祸风险的患者推荐采用长效药物治疗。费用支付来源由医保和区财政支撑，提供一站式服务，除基本医保、大病医保支付部分外，自付部分由定点机构垫付。现提供棕榈酸帕利哌酮注射液、癸氟奋乃静注射液、癸酸氟哌啶醇注射液、五氟利多片 4 种药物。

5. 社区的康复基地——阳光心园

阳光心园为精神障碍患者提供多元化的高质量康复服务，重建精障患者生活自理能力，提供心理支持、规范用药知识，帮助患者提高社交技能、学习技能、劳动技能，早日回归社会。阳光心园提供读书、摄影、绘画、手工制作、团体心理治疗（沙盘）、职业康复训练（烘焙坊、洗车房、咖啡屋）、艺术疗愈等课程为患者提供人性化康复服务。

上海市所有街镇均建有精神残疾人日间照料及康复服务（阳光心园）。凡是本市户籍，年龄在 16~55 周岁之间的精神残疾人，病情稳定，自愿服药，生活基本自理，家属积极配合；无传染病和无严重躯体疾病；经专业医疗机构评估，危险评估在 2 级以下（含 2 级）的患者可以到户籍所在地街镇社区事务受理服务中心申请入园。

申请的材料有《阳光心园服务申请审核表》（一式两份）、申请人及监护人的身份证、申请人的残疾证和申请人的近期健康检查报告。

办理流程：患者本人（或监护人）提出申请→专业精防医师进行入园评估出具评估意见→街镇残联初审并安排合格申请人进行健康体检→报区残联审核后符合条件的申请人办理入园手续。

作者介绍

▶ 孙一颖

上海市浦东新区精神卫生中心暨同济大学附属精神卫生中心

上海市浦东新区疾病预防控制精神卫生分中心

公共精神卫生科副科长

上海市浦东新区卫计委优秀青年医学人才

上海市浦东新区精神卫生中心精神科重点学科的业务骨干

浦东新区公共精神卫生特色学科建设骨干

上海市浦东新区医学会精神医学专委会青年委员

上海市中西医结合精神分会青年委员

长期从事社区严重精神障碍患者防治管理，擅长组织并实施面向社会大众的心理健康促进工作和心理危机干预服务。主持市区两级课题3项，获得2项科研成果。核心期刊发表论文10余篇。

疫情下如何自我心理调适

一、面对确诊或疑似新冠病毒感染者，如何提高自身心理免疫力

1. 尝试接纳当前处境，积极配合治疗或隔离，觉察自身情绪变化，当面对焦虑、恐惧、自责时，提醒自己这些情绪是正常的。保持积极乐观的心态，进行自我鼓励和肯定，坚定战胜疫情的信心。

2. 通过官方正规途径接收可靠的疫情资讯，减少负面信息带来的心理压力。客观、真实地了解疫情特点，做好个人消毒和防护，避免可能感染或传播的风险。

3. 保持规律的学习和生活作息，积极关注当下，通过放松练习转移注意力。同时，通过和老师、同学、家人倾诉感受，相互关心和安慰，获取有效的人际支持。

二、面对隔离期间情绪波动，如何自我识别

1. **紧张和焦虑** 《柳叶刀》一项研究显示，新冠病毒感染率增加、人员流动减少可能会导致焦虑症患病率增加，尤其对青少年和女性的心理健康影响更大。或许这种紧张和焦虑，是源于我们对未

来的不可预知和不可掌控感，尤其是青少年，在这特殊转变时期更容易产生心理病理学变化。

2．**疑病和恐惧**　疑病，又称为病理性健康焦虑，是一种躯体形式障碍。一旦自己有发热、咳嗽症状，总觉得是新冠肺炎症状，担心自己或他人感染了新冠病毒，到处求医，反复检查，恐惧与人接触，以至于严重干扰自己的生活。

3．**悲观和抑郁**　因为疫情而感到人生无常，对生活失去信心，对一切失去兴趣，甚至悲观厌世。有研究表明，疫情影响下，全球抑郁症患病率上升至 3152.9/10 万，即全球约 2.46 亿人罹患抑郁症，同比增幅约 27.6%。

4．**熬夜和失眠**　隔离或长假期间生活作息不规律，或者对疫情的过分担忧，都可能造成睡眠节律紊乱。因疫情影响，人们居家时间变多，但整体入睡时间延迟 2~3 小时，对睡眠问题的搜索量增长了 43%，缺觉或睡不着似乎成了这个时期的通病。

5．**强迫行为**　很多人发现自己在疫情期间养成了"勤洗手"的新习惯，并且洗的特别仔细，还需要用 75%酒精消毒，重复多次，必须严格按照流程才可安心，无法自拔。此时，要当心是强迫症惹的祸，这与追求完美的性格基础显著相关。

三、面对网课无法集中注意力，如何自我解决

1．**创造良好的网课环境**　为自己创造一个安静、固定的上课氛围，保持线下课程着装，切勿同时播放与课程无关的音频或视频，必要时可将手机设置为静音。

2．**保持课堂内线上互动**　紧随线上课堂节奏，积极参与互动讨

论环节，分享自己对于课程内容的理解，强化自己解答成功的喜悦，也可在课后在群里发布自己作品。

3．提升自控和监督能力　制定明确清晰的学习计划，限制完成计划的时间，监督自己计划实施的进度，不断提升自己的学习专注力，坚信自己克服困难的能力。

四、面对复学返校的压力，如何自我调适？

1．提前适应和调整心态　同学们经历了二个月的网课，已适应虚拟的教学模式，对人际交往逐渐陌生，需要做好从虚拟到现实的心理复位。或许，部分同学会产生焦虑情绪，对复学返校产生抵触、紧张、担心，抑或伴腹痛、心悸、烦躁、易怒。我们可尝试掌握一些调节情绪的小技巧，腹式呼吸、冥想放松、享受美食、欣赏音乐，用自己喜欢的方式平复情绪、安抚自己。

2．合理规划学习和生活规律　在有限的条件下，保持适当的户外运动，为复课积蓄体力。做好睡眠卫生，逐步调整至复课后的生活作息，将注意力、记忆力、情绪稳定性调适到最佳状态，提升环境适应能力。同时，同学们根据网课期间学习整体情况进行查缺补漏，制定符合自己的学习计划及目标。

3．营造轻松愉悦的亲子关系　家长应尽可能营造和谐的家庭氛围，让家成为孩子们温暖的港湾，即使他们出现紧张焦虑情绪时，也会在家里得到放松和支持。同时，充分利用这段时间多陪伴和了解孩子，积极建立良好的亲子关系，帮助他们提升抗压力和安全感。

五、面对特殊时期升学择业压力，如何自我缓解

1. 树立理性的适应竞争的心态 对当前升学和择业形势有一个清醒的认识、理性的看法。改变自身的优越感和不切实际的幻想，认识到各种困难的结果，认清期望值和现实之间的距离，愿意接纳对待各种竞争结果的心态。

2. 全面提升自身综合素质，顺应社会发展的需要 不断提升个人的学习创新能力、解决问题能力、沟通协作能力。对自身特点进行全面分析，制定未来学习和职业生涯规划，根据客观实际调整自己的目标。

3. 提高自身压力承受能力 应当对升学和择业中的压力挫折有充足的思想准备，敢于面对现实，把压力和挫折看成锻炼意志、增加能力、提高心理素质的考验。消除不安情绪，减轻思想负担，积极总结失败经验，将消极因素转化为积极因素。

六、面对复工复产的预期焦虑，如何自我应对?

1. 一想到上班就心跳加快 长期隔离后，人们对复工产生畏惧是正常的心理防御机制，人们需要从"舒适圈"重新步入"压力圈"。可以尝试告诉自己"我的担心不一定都是真实的"，努力做好当下，找到久违的掌控感。也可以提前演练复工对策，积极自我暗示"我一定能扛过去的"。

2. 万一复工后被感染怎么办 我们可通过利弊分析综合考量这个问题，罗列居家办公和全面复工在工作效率、感染风险、职业发展等方面的利弊，尝试区分这些利弊是长期的或是短期的，自己是

否能承受可能发生的后果。同时，可通过做好个人防护、提高抵抗力等措施降低感染风险，为复工做足准备。

3．**复工前如何调节生物钟**　隔离生活使我们的时间界限逐渐模糊，失去了正常的生物节律。我们应避免睡前饮用咖啡或酒精类饮品，避免睡前过量锻炼，避免睡前沉迷手机、剧集或游戏、减少午睡时间，根据复工作息尝试设置闹铃调整生物钟。

七、医务工作者面对繁重的工作压力，如何自我缓解

对于医务工作者来说，同时要兼顾疫情防控和临床诊疗，工作量可能是以往的数倍之多。更需要医务工作者重整心态，迎接新的挑战。我们可通过以下心理调适技巧舒缓压力。

1．**心理着陆**　当面对焦虑或恐惧，使注意力转移至自己的身体，专注于平静，从应激事件上暂时离开。

· 精神着陆：尝试回想不同年龄阶段的成长经历、告诉自己现在是最安全、运用幽默化解焦虑、集中精神做某项运动；

· 身体着陆：专注于每一次的呼吸、触摸毛绒玩具、随身携带有特殊纪念意义的物品、伸展手臂或双腿；

· 抚慰性着陆：对自己说激励的话语、看看关心你的亲人照片、想象一处海滩、规划一次丰盛的晚餐、想象你最期待的旅行。

2．**正性情绪**　当面对负性事件时，常伴随着紧张、焦虑、抑郁、强迫等负性情绪，应学会识别负性自动思维，正性的看待问题所带来的影响。

· 避免"非此即彼、非黑即白"的两极化思维；

· 避免陷入"糟糕至极"的灾难化不良情绪；

· 避免过度谦逊而否定自己的积极品质；

· 避免把糟糕的情绪当做事实来看待；

· 避免以一件或几件事推断出一个以偏概全的结论。

云开雾散却晴霁，清风淅淅无纤尘。

未来一段时期，我们还需要踔厉奋发，赓续前行。这次磨砺并不足以让我们降到谷底，反而可能是我们生命成长中的养分，只有内心足够强大才不会畏惧生活中的各种困难。若自我心理调适不良，或难以解脱，影响到正常的学习、工作和生活，应及时到医院寻求专业的心理咨询或药物干预。

作者介绍

▶ **童捷**

同济大学附属精神卫生中心（上海市浦东新区精神卫生中心）

心境障碍科主治医师、心理治疗师

上海市中西医结合学会精神疾病专委会青年委员

济宁医学院精神卫生系教师

全科住院医师规范化培训基地教师

从事精神和心理卫生工作近二十年，擅长精神科常见疾病的诊治，尤其在抑郁障碍、双相情感障碍、睡眠障碍等方面具有丰富的临床和教学经验

以第一作者在《中华行为医学与脑科学杂志》《中国心理卫生杂志》*Frontier*、*Brain Science* 等中英文核心期刊和 SCI 上发表论文数十篇。

关于心理咨询和心理治疗，我想知道

　　心理学和心理咨询逐渐受到了大众的关注，面对令人难受的情绪、家庭关系中的矛盾，人们越来越愿意寻求专业的帮助，却因为对于心理咨询与治疗不够了解，迟迟没有开始，或者望而却步。今天，我们尝试补充一些关于心理咨询和心理治疗的基本知识，以及需要做哪些准备工作，希望能够帮助大家对这种专业的助人形式有更多的了解。

　　问：如果一个人想要接受心理咨询和治疗，他需要做些什么呢？

　　答：首先，我们可以看到愿意接受咨询或治疗，已经说明他意识到自己想要做些改变，直接去面对和解决问题，改变那些让自己没有办法去享受生活的部分，或者我们说的"结"。这很像我们的俗语，良好的开端是成功的一半，有比较充足的动力，坚持咨询和努力的意愿就比较强。有些人会提出为什么心理咨询要收取费用，这除了咨询本身是一种专业工作，咨询师需要为自己的专业努力获取相应的报酬；另一个重要的方面，付费也具有"促进动力"的作用，考虑到支付了费用，也更愿意努力、认真地面对这件事情。这可以说是心理方面的准备，是"我准备好，要认真地去面对和处理这个问题了"。

其次，真诚和开放的态度也是需要的，在咨询和治疗的前期，或整个咨询过程中，都会需要收集一些相关信息，可能涉及到成长的过程、原生家庭、学校的生活环境，成年人可能还会涉及恋爱、婚姻的相关经验。如果有这样一个心理准备，那么，也能够让咨询师更多地了解自己，从而为咨询打下一个较好的信任和理解的基础。

问：知无不言，言无不尽？

答：某种程度上是的，但又不完全准确。咨询中的表达都建立在"自愿"的基础上，真诚和开放更多的是指的一种态度，但在行动层面，并非意味着所有都必须要说，而是，在自己舒服的条件下，尽可能的开放自己。如果咨询师提出的问题，自己还没有准备好去思考或探索，想到的时候会很难过、伤心，或者暂时不想回答，都可以坦诚地表达出来，咨询师会完全尊重对方的意愿。

问：表达出自己对某个问题的不舒服，或者不太想回答，也是一种真诚与开放，对吗？

答：是的！这样理解就非常准确了。可以在咨询一段时间以后，感受不再那么强烈，感觉自己准备得更充分了，愿意去面对了，再谈也不迟。

问：除了心理层面，还需在在其他方面做一些准备吗？

答：是的，比如资金的准备、时间的准备。资金的准备，不是说要准备数额多少的一笔钱，而是有一个相应的资金方面的规划，绝大多数咨询都不是一两次都结束的，这就意味着在一段时间内，基本每个星期都要支付这笔费用。因此,我们也强调,从长远看,约一个自己能接受的价格范围内容的咨询很重要,不能抱着把钱都用在某个所谓"专家"的一两次咨询中。时间也是需要考虑的,有些是进行面对面的咨询,那么要考虑往返交通和咨询的时间,这些都是每周要投入的时间。如果是进行网络咨询,那么,准备一个具备网络条件、安全的、私密的空间就很重要,因为,这些都涉及咨询中的感受,能不能保持良好的工作状态和让自己放松下来,能够充分沉浸在咨询中。

问:"来访者"是心理咨询和心理治疗工作中的一种特别的称呼吗?

答:是的,作为咨询师和治疗师,我们很少称来咨询或治疗的人为"病人",而更倾向于用"来访者"这类不具有疾病色彩的词汇。这与我们较少用"病"的观念去理解一个人有关,我们会用更加系统的视角来看待他呈现出的状态,虽然并不否认这其中有个人的责任,以及可以努力去改善的部分,但是,我们会认为家庭、社会这些系统都参与了这个过程,可以说,这是一个个体和家庭、社会系统互动产生的状态,不能单单说他意志力软弱,才有现在的问题。我们要做的恰恰是理解对面的这个"人",他的情绪,他的想法,和这一切发生的过程。

问:现在社会上的咨询师也越来越多了,如何选择适合自己的咨询师呢?

答:选择咨询师是一个综合的考虑。前面的回答其实已经涉及了一些，比如价格，要在自己能承受的范围内，坚持一段时间的咨询比只看两次"专家"是要更有效果的；同样，交通也是如此，如果抱着就一两次的想法，那么会觉得跑很远没有关系，甚至坐飞机、高铁去别的城市都可以，但是考虑这可能是一个并不短的过程，即使我们说的短程治疗，12 次左右，每周一次，算一下，也三个月了，交通往返的时间自己是否能够承受。这可以说是，往往容易被忽略的方面。

当然，大家提出这个问题，可能更关注的是咨询师的专业胜任力，也就是如何选择一个好的咨询师。那么，的确有几个方面可以参考。首先，看这个咨询师是否接受了系统的专业教育，比如系统的心理学专业学历教育，本科、研究生是心理学相关的专业，或者有些不是心理学专业，却接受了长程的系统的咨询的培训学习，专业能力一定是以扎实的专业学习为基础的。其次，要看这个咨询师的经验，我们一般考虑 600~800 小时以上，就是相对脱离新手期的咨询师了，当然，经验约丰富的咨询师，价格相对也越高一些。最后，要看这个咨询师是否接受督导，督导是专业的一个重要保证，相当于咨询师有一个专业的指导在"背后"，那么工作的质量也更有保证，即使在工作中遇到了"问题"，也能够接受督导，进行修正和调整。

当然不是说，符合这几个条件的就一定是好的咨询师，不符合的咨询师一定不好，而是基于这样的标准，能够尽可能的"避坑"。

问：在谈恋爱中，我们常说"眼缘"这个词，对这个人"有没有感觉"，这个在挑选咨询师的过程中也存在吗？

答：我感觉是存在的。因此，咨询师常常在个人页面展示了自己的照片和自我介绍，来访者可以通过这些去感受这个人，去找那个让自己更感觉"亲近"的人。当然，如果在咨询了几次之后，觉得和咨询师不对路，感觉不对，就建议大家不能完全依靠这种感觉了，觉得感觉不对，就立刻觉得不合适，不来了。

问：那这种情况下，该怎么办呢？

答：因为咨询工作中的感受不好，可能有很多种原因，我们特别建议，在有这种感受的时候，不要急于结束，而是先表达出自己的感受，和咨询师进行充分的讨论之后，再做决定。一方面，这种感受可能是双方对咨询进行的过程理解不同，来访者可能有一些自己的困惑，比如，咨询师为什么总在问我之前的经验？为什么我的状态没有立刻得到改善？咨询师怎么没给我一些有用的答案和建议？或者我想讨论这个问题咨询师却总在问其他的？这些都是可以通过沟通去协调的部分。

问：好像也是一个学习和练习沟通的过程？

答：您说得非常对。这种沟通本来就会成为咨询的一个重要组成部分，有很多好处，促进来访者对咨询过程的认同，也能帮助咨询师了解来访者，来访者也更了解咨询师的工作风格，形成更好的合作关系，甚至，有时候对来访者也是一种"突破"，在关系中，尝试去表达自己的感受和需求。

问：如果沟通之后，也发现不太合适怎么办呢？

答：当然，我们也不能否认是有这样的可能。如果经过努力，发现依然和自己想要的不一样。可以提出来，再去找一个咨询师，或者请咨询师转介自己给更合适的专业人员，都可以。最重要的是，尽量不要浅尝辄止，对某个咨询师，或者对心理咨询，尽量给对方多点时间，给心理咨询这种尝试多点机会。改变，不是一蹴而就的，需要时间去探索、感受、体会和练习、践行。

问：如果我的家人、孩子在接受心理咨询或治疗，我非常担心他，可不可以联系咨询师，去了解一下情况呢？

答：这个是不可以的。因为咨询师和来访者是有保密约定的，您的家人和孩子，只有在确信他说的话不会被透露给其他人，才愿意对咨询师投入充分的信任，尽可能地打开自己，使咨询更有效果。当然，作为家人，您的担心也是可以理解的，并不是除了等待就什么都不可以做了，在充分尊重家人，给予对方空间的基础上，表达自己的关系和担忧，让对方去选择是否将自己的体验、想法和情绪告诉您，或者如果是孩子接受咨询，您也可以考虑全家另外一起去接受家庭治疗。这也是一个在专业的帮助下，了解和帮助孩子的很好的办法，调整家庭的沟通和系统的动力，让家庭的改善成为孩子"改变"的后盾。

问：如果有一些害怕，可以让朋友或家人陪同我一起参加咨询吗？

答：如果您预约的是个人咨询的话，是不建议的，我想来访者也希望有一个更为私密和安全的表达自我的环境。但如果确实比较害怕，可以由信任的人陪伴来，一般都会有等候室，他们可以在这些地方等待您。

问：我感觉自己或家人有抑郁症，可以找心理咨询师吗？

答：可以，研究发现，治疗抑郁，药物治疗和心理治疗双管齐下效果是最好的。但是，在中国，《精神卫生法》规定精神科医生才有诊断权。如果考虑有抑郁症，先到精神科就诊，确诊以及制定诊疗方案是必要且非常重要的。即使先找到了咨询师，咨询师也会给出专业的就诊建议。当然，在配合必要的药物治疗的情况下，能够坚持心理咨询那将是非常好的，因为，咨询可以根本上帮助来访者去做一些情绪、人格层面的调整，能实现更好的疗愈。接受规范的精神科治疗和心理治疗，是从抑郁症中走出来，最可靠的方式方法。

作者介绍

▶ **冯莹**（公共精神卫生科 心理咨询师）

接受了系统的心理学专业的学历教育，发表论文多篇。

400 余小时的心理咨询实践经验，接受了精神动力学和家庭治疗的培训，擅长从个体、家庭、社会的综合视角进行专业的工作。